医学人生丛书

走近国医大师

張磊

马红丽　孙玉信　张登峰 ◎ 著

中国中医药出版社
·北　京·

图书在版编目（CIP）数据

走近国医大师张磊 / 马红丽，孙玉信，张登峰著 . —
北京：中国中医药出版社，2020.7
（医学人生丛书）
ISBN 978-7-5132-5813-5

Ⅰ . ①走… Ⅱ . ①马… ②孙… ③张… Ⅲ . ①张
磊—传记 Ⅳ . ① K826.2

中国版本图书馆 CIP 数据核字（2019）第 246190 号

中国中医药出版社出版

北京经济技术开发区科创十三街 31 号院二区 8 号楼
邮政编码　100176
传真　010-64405750
山东临沂新华印刷物流集团有限责任公司印刷
各地新华书店经销

开本 710×1000　1/16　印张 11.25　字数 147 千字
2020 年 7 月第 1 版　2020 年 7 月第 1 次印刷
书号　ISBN 978-7-5132-5813-5

定价　86.00 元
网址　www.cptcm.com

社 长 热 线　010-64405720
购 书 热 线　010-89535836
维 权 打 假　010-64405753

微信服务号　zgzyycbs
微商城网址　https://kdt.im/LIdUGr
官 方 微 博　http://e.weibo.com/cptcm
天猫旗舰店网址　https://zgzyycbs.tmall.com

如有印装质量问题请与本社出版部联系（010-64405510）

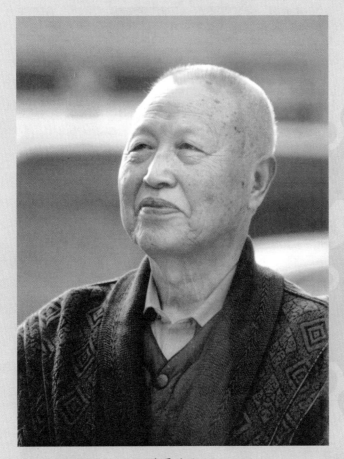

张磊近照

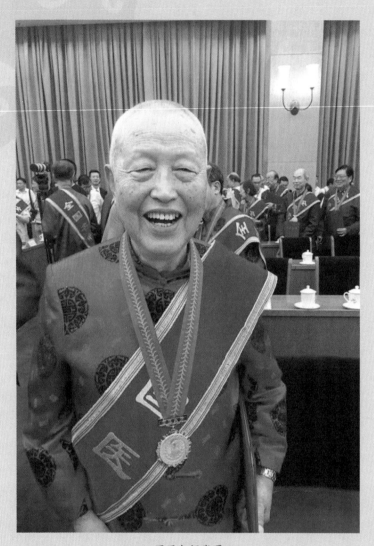

国医大师张磊

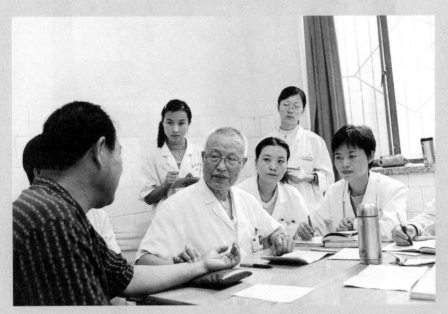
张磊为患者诊病

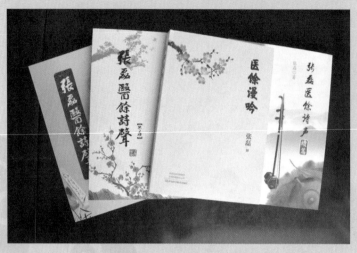

张磊所著诗集

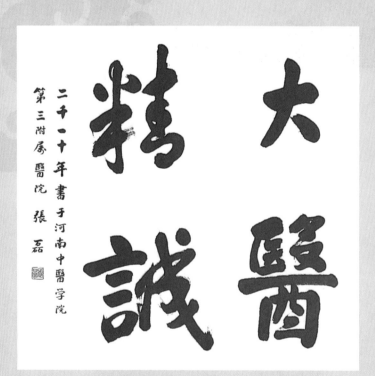

张磊书法作品

序

　　我的传记"医学人生丛书"之《走近国医大师张磊》即将出版，其由《河南商报》原首席记者马红丽女士执笔。她是我的高徒，也是一位很有学识修养、造诣很深的人。为写好这本书，她下了很大功夫，耗费了不少心血，特致以衷心地感谢！同时也深深感谢我的另一位高徒孙玉信教授的倾心帮助和河南中医药大学第三附属医院领导的大力支持。

　　本书以写实为主，没有虚构之处。虽记述的是我的人生历程，但不可能事无巨细，面面俱到，只能分阶段，择其要而已。

　　本书作为对我成长过程的回顾与总结，是一个由远及近、由低到高的过程。总的来说，由于个人出身贫农、历史清白、审慎从事、严格要求自己，工作还算一帆风顺。

　　书中内容主要是从医从教方面。我在这条道路上走了几十年，目前已经是桃李成蹊、杏林满野。

　　本书所载所述虽告一段落，但岁月未终，前进道路未终。我将不忘初心，牢记使命，继续努力，奋勇前进！

　　我的高徒马红丽女士虽学识渊博、文采奕奕，且费了不少心思，着了不少笔墨，若有不妥还诚望读者海涵！

　　我个人以为，读者可藉此了解我的人生轨迹和成长过程，不知以为然否。最后赋小诗一首，作为结语。

弹指光阴已九旬，前行路上历艰辛。

从医从教复从政，育体育心方育人。

歌赋诗词皆浅薄，琴棋书画欠精纯。

东风浩荡神州暖，老树逢春又一新。

张磊

2020 年 3 月于郑州

目 录

第一章

釁宮幼人读寒窗

源源衣食赖生存，
难忘天恩拜至尊。
自省平生无愧事，
未留污点辱吾门。

　　河南省固始县位于河南省东南端，豫皖两省交界处，南依大别山，北临淮河。一南一北两大天然"生态屏障"，造就了固始"水绕青山山绕水，山浮绿水水浮山"的清秀气质，是远近闻名的"城在山中、水在城中、楼在绿中、人在画中"的鱼米之乡，被称为"北国江南"。

　　因固始历史上有四次较大规模的人口南迁，固始后裔逐渐播迁至闽、粤、台、港、澳、东南亚和欧美各地，故固始又有"唐人故里，闽台祖地"和"中原第一侨乡"之称。

　　固始自古文风昌盛，历史文化积淀深厚，名家代出。

　　春秋名相孙叔敖就是固始人。他辅佐楚庄王施教导民、宽刑缓政，主张以民为本、止戈休武、发展经济，使农商并举、文化繁荣，楚庄王

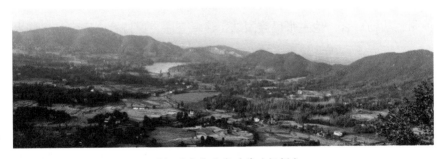

固始县自然风光（黄浩恒摄）

史记卷一百一十九

循吏列传第五十九

太史公曰：法令所以导民也，刑罚所以禁奸也。文武不备，良民惧然身修者，官未曾乱也。奉职循理，亦可以为治，何必威严哉？

孙叔敖者，楚之处士也。虞丘相进之于楚庄王，以自代也。三月为楚相，施教导民，上下和合，世俗盛美，政缓禁止，吏无奸邪，盗贼不起。秋冬则劝民山采，春夏以水，各得其所便，民皆乐其生。

庄王以为币轻，更以小为大，百姓不便，皆去其业。市令言之相曰："市乱，民莫安其处，次行不定？"相曰："如此几何顷乎？"市令曰："三月顷。"相曰："罢，吾今令之复矣。"后五日，朝，相言之王曰："前日更币，以为轻。今市令来言曰'市乱，民莫安其处，次行之不定'。臣请遂令复如故。"王许之，下令三日而市复如故。

楚民俗好庳车，王以为庳车不便马，欲下令使高之。相曰："令数下，民不知所从，不可。王必欲高车，臣请教闾里使高其梱。乘车者皆君子，君子不能数下车。"王许之。居半岁，民悉自高其车。

此不教而民从其化，近者视而效之，远者四面望而法之。故三得相而不喜，知其材自得之也；三去相而不悔，知非己之罪也。

子产者，郑之列大夫也。郑昭君之时，以所爱徐挚为相，国乱，上下不亲，父子不和。大官子期言之君，以子产为相。为相一年，竖子不戏狎，斑白不提挈，僮子不犁畔。二年，市不豫贾。三年，门不夜关，道不拾遗。四年，田器不归。五年，士无尺籍，丧期不令而治。治郑二十六年而死，丁壮号哭，老人儿啼，曰："子产去我死乎！民将安归？"

公仪休者，鲁博士也。以高弟为鲁相。奉法循理，无所变更，百官自正。使食禄者不得与下民争利，受大者不得取小。

客有遗相鱼者，相不受。客曰："闻君嗜鱼，遗君鱼，何故不受也？"相曰："以嗜鱼，故不受也。今为相，能自给鱼，今受鱼而免，谁复给我鱼者？吾故不受也。"

食茹而美，拔其园葵而弃之。见其家织布好，而疾出其家妇，燔其机，云

（西汉·司马迁撰；郑强胜，季荣臣点校.史记.北京：台海出版社，1997.）

成为春秋五霸之一。同时，孙叔敖还是一位杰出的水利学家，曾历时三载，修筑了中国历史上第一座水利工程——芍陂，借淮河古道泄洪，筑陂塘灌溉农桑，造福淮河黎民。由于孙叔敖的伟大贡献，司马迁在《史记·循吏列传》中把他列为第一人。

唐高宗时的陈元光是今固始县陈集乡人，13岁领光州乡荐第一，14岁随伯父入闽，增援其父平息泉、潮间"蛮僚"啸乱。陈元光治理漳州，功勋卓著。他主张民族团结，建章立序，保持社会安定；兴修水利，发展农业；兴办教育，培养人才。宋代，陈元光被追封为"开漳圣王"。2004年，建于固始县城中心并以陈元光名字命名的陈元光广场投入使用。2006年，陈元光雕像落成，成为广场标志性建筑。

王审知，固始人。唐乾宁五年，朝廷任其为福州威武节度使。王审知治闽期间，轻徭薄赋，兴农、兴工、兴商、兴教，发展海上运输，使

福建经济文化得以较大发展，很快统一了全闽。后梁开平三年，梁太祖封王审知为闽王。后来，福建、台湾及东南亚一些地方都先后建有祭祀闽王的庙宇。

吴其濬，今固始城关人，是清代河南唯一的状元。他一生"宦迹半天下"，曾任兵部左侍郎、户部右侍郎，湖广、云贵总督，湖南、浙江、云南、福建、山西巡抚。吴其濬还是一位伟大的植物学家，著有《植物名实图考》，收录植物1714种；另著《植物名实图考长编》，收录植物838种。

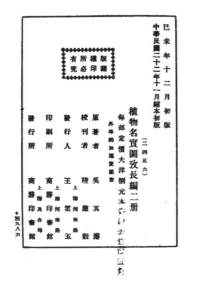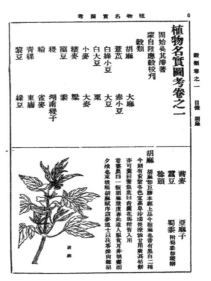

吴其濬.植物名实图考长编.北京：商务印书馆，1933.

先后收复台湾的郑成功、施琅，俱是固始南迁的后裔。郑成功先祖为唐末随王审知入闽的郑可远，固始县上郑庄人氏；施琅先祖施炳，南宋高宗朝评事官，于孝宗元年自固始县施大庄（今郭陆滩镇青峰村）南渡入闽，为浔海施氏始祖。

据著名爱国华侨领袖陈嘉庚的族谱记载，陈家庚先祖陈煜于南宋末年避乱入闽，到陈家庚为第19代。陈嘉庚在《南侨回忆录》第218节

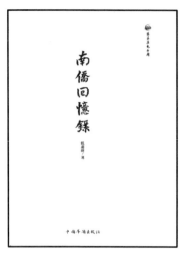

陈嘉庚.南侨回忆录.北京：中国华侨出版社，2014.

"河南是故乡"中自述："余先祖原籍河南光州固始人，数百年前迁移福建……"

公元 1929 年 10 月，国医大师张磊就出生在山清水秀、人文积淀深厚的固始县刘阳沟子，后长于固始县藏集乡季家寨沟拐子（季家寨是富有人家的居住地，沟拐子则是寨子里佃户、长工的居住地）。如果说，家乡秀丽的山水、淳朴的民风孕育了张磊温润如玉的性情，那么，家乡厚重的人文积淀则为张磊的人生早早树立了榜样，套用当代流行语，应该叫做正能量。

二

张磊，原名张连芳。

连，是因属张氏一族连字辈；芳，则是张磊的父亲张会明对自己第一个孩子的美好希冀。

旧时，寻常家境的女子一般无名，芳、兰则是男子的常用名。在古汉语中，芳与兰一样，寓意着君子内以修身，外以修能，是品格高洁、德行弥盛的典范。因此，文人常以"扈江离与辟芷兮，纫秋兰以为佩……固众芳之所在"这样美好的句子自勉，并惯以芳、兰取名。

张氏一门世代为农，且人丁稀薄，至张磊祖父、父亲时都是一脉单传。张会明少时读过私塾，但因家境贫穷，父亲又去世得早，所以只读了半年，便辍学回家挑起了养家糊口的重责。

连芳长到六岁时，生母病逝。不久，在地主家打长工的张会明由于劳累过度导致严重吐血，彻底失去了干重活的能力，使得原本就拮据的张家更加窘困。望着六岁的长子和四岁的幼子，张会明暗下决心：一定要让孩子们读书、识字，做个有文化的人，将来能认得票头子（代金券），能有份稳定些的收入，不再为地主家干活、当长工。

失去长工工作后，仅靠家中的两三亩薄田是不能够维持温饱的，为了养活两个孩子，为了让两个孩子将来都能进学堂，张会明又重操起织土布的手艺。

旧时的买卖市场跟现在是不太一样的，譬如卖布换钱就有两种方法：一是买布的人用棉线换土布，换来的棉线可以用来织布，多少棉线换多少土布要随行情而定；二就是用钱买布。由于张家织的布结实，价格公道，所以生意还勉强能过得去。

为了扩大销路，天气好的时候，张会明还会到集市上支个布案，把织好的布拿到集市上卖。买家同样可以到集市上拿棉线换布、用钱买布。

利用织布、种地的余暇，会写字的张会明还学会了打算盘，并在集上的一家米行谋到了一份"账先儿"的职业。"账先儿"，即司账先生，相当于今天店里的财务、会计或出纳。农民来粮行买卖粮食时，"斗巴"（粮行里负责称粮食的店员）先用斗或升量好粮食，唱着记账后，再到账先儿处算账、付钱、取钱。

在张会明的努力劳作下，虽然孩子们勉强有饭吃、有衣穿了，但这

张磊珍藏的其父亲张会明生前留下的唯一的一张照片

个家庭依旧算不上富裕。俗话说，穷人家的孩子早当家。七八岁开始，小连芳每天天一亮就被父亲喊起，拿着粪叉子、粪箕子，到野外捡粪。他吃完早饭后还要带着弟弟连捷到野外拾草，补充家里燃料、地里肥料。

捡粪主要是捡猪粪、狗粪，尤其是狗粪，那可是地里最佳的自然肥料，绿色、环保、纯天然。但这么好的肥料惦记的人也多，所以只有早起的鸟儿才有食儿吃。

拾草要根据季节捡拾不同的草。冬天要铲巴根草，秋季要砍草、割草，蒿子就是这个季节最好的草料了。赶到麦季、稻季，小连芳就带着弟弟用竹笆子去搂麦库子、稻库子（方言，麦子、稻子的外衣）。

别小看拾草，想要拾得草多、质量高，就要琢磨技巧。连芳在长期的劳作中总结出了一系列的拾草小技巧：他砍草用镰刀，刨巴根用的是锄头，这样连根刨起的草根才有分量、耐烧。

可拔出来的草都带泥土，怎么除泥土也是颇令小伙伴们头疼的问题。聪明的小连芳后来发明了这样一种方法：用棒槌捶土，捶得快还干净。回忆起这段儿时岁月，现在的张磊颇为自得：拾草，他可是个行家。

虽说拾草、捡粪是劳作，但对于七八岁的孩子来说，这种劳作一半也是玩儿。不过，连芳曾因为一次"玩儿"耽误了拾草，回家挨了一顿揍。

那次"玩儿"是因为"对歌"。

对于唱山歌、对歌这种民俗，多数现代人是从电影《刘三姐》中见识到的，并且以为只有在少数民族地区才会有这种民俗存在。其实，半个世纪以前，这种唱山歌的风俗很多地方都有，处于豫皖两省交界处、民风淳厚的固始也不例外。黄梅戏《打猪草》就曾艺术地再现了安徽境内的两个乡村孩子因为打草产生矛盾，又通过"对歌"化解矛盾的故事。

不管是车水（方言，灌溉农田的一种农具，也叫手车，后改为脚车），还是推秧，只要是干活儿的场合就有唱山歌的习惯，往往是一人领唱数人和，而且大多以情歌为主。至今，已经九十高龄的张磊还能清晰地记得当年推秧时，大人们经常对唱的一首山歌："新打塘埂二面光，左栽杨柳右栽桑。刮阵西风桑缠柳，刮阵东风柳缠桑。小乖姐倒缠少年郎。"山歌都是五句，每句都要反复连环唱下去，才能成为一首美丽动听的歌曲。

山歌的可贵之处就在于毫无造作，唱词再现了生活的真情，犹如田野吹来的风，清新凉爽、沁人心脾。山歌的旋律讲究明快、流畅，根据情感表现，节奏有强弱也有快慢，极具艺术感染力。

也许是对文字天生的敏感，也许是对音乐天生的敏感，反正这样的山歌氛围让年幼的连芳震撼、热爱，并沉浸其中，才七八岁年纪便背熟了一两百首山歌。

一天下午，连芳和弟弟外出拾草的路上碰上了几个玩伴儿，这几个玩伴儿也是山歌的爱好者，几个小伙伴开始是唱着玩儿，但唱着唱着就变成了对歌。

什么是对歌？就是一人用唱山歌的方式问问题，另一人用唱山歌的方式回答问题。都是什么问题呢？听过《打猪草》的戏迷应该不会陌生：

郎对花姐对花，一对对到田埂下。

丢下一粒籽，发了一颗芽，么杆子么叶开的什么花？

结的什么籽？磨的什么粉？做的什么粑？

此花叫作什么花？

郎对花姐对花，一对对到田埂下。

丢下一粒籽，发了一颗芽，红杆子绿叶开的是白花。

结的是黑籽，磨的是白粉，做的是黑粑，

此花叫做荞麦花。

…… ……

八十岁的公公喜爱什么花？

八十岁的公公喜爱万字花。

八十岁的婆婆喜爱什么花？

八十岁的婆婆喜爱纺棉花。

年轻的小伙子喜爱什么花？

年轻的小伙子喜爱大红花。

十八岁的大姐喜爱什么花？

十八岁的大姐爱穿一身花。

这种对歌的方式简直就是拼智商！唱山歌、对山歌，既可以分散注意力、缓解疲劳，又可以调剂心情，锻炼思辨和反应能力，实在是一种非常健康的工作、生活方式。可惜，随着社会现代化进程的不断加速，如今这种民俗已经很难寻到了。

镜头还是切换到小连芳那天的拾草路上。由于相互不服气，连芳和伙伴们开始了对歌。对歌是有规矩的，第一局两人猜拳决定谁先提问，接下来就是谁赢了谁掌握提问权。对歌开始：

甲问：

什么团团在树梢？什么团团水上漂？

什么团团千儿眼？什么团团大路摇？

什么团团雪花飘？

乙对：

鸟窝团团在树梢。藕叶团团水上漂。

筛子团团千儿眼。旋风团团大路摇。

石磨团团雪花飘。

…………

　　几个小伙伴就这样你来我往，绞尽脑汁地对歌、拼智商，由于太投入，竟一时忘了时间，更忘了家长们交代的拾草任务。直到傍晚，连芳和弟弟才想起来还没拾多少草呢，回家可是不好交代。可不好交代也得回家呀，最终，连芳和弟弟还是硬着头皮回了家。回家后，连芳被父亲揍了一顿。

三

　　张连芳有这么好的记忆力，跟父亲张会明的教导也不无关系。

　　张会明自己只念过半年私塾，因此，他期望孩子们将来长大能有个好前程，不再像自己这么辛苦卖苦力。所以，在连芳六七岁时，张会明便在家开始教弟兄俩识字、背书。他把《三字经》《百家姓》全文按顺序誊写在一张张纸片上，一张纸片一个字，固始人叫"字丁子"，然后再把所有的"字丁子"打乱顺序放在一个盒子里，每一盒子放一百多张，每天教连芳兄弟俩认一盒子字，第二天温习。等所有的"字丁子"认熟了，张会明再开始教孩子们背书。如此，日积月累，还未上私塾，连芳就已经把《三字经》《百家姓》熟背如流。

　　这就是童子功，这种扎实的童子功不仅夯实了连芳的国学根基，也为日后连芳学医打下了坚实的基础。

　　11岁时，张连芳被父亲送到了本地的私塾上学。

私塾是私家学塾的简称，是开设于家庭、宗族或乡村内部的民间幼儿教育机构。古时，一般称私塾为学塾、教馆、书房、书屋等，很少把"私"和"塾"两个字直接连起来使用。"私塾"成为一个社会常用词汇是近代以后的事情，以示与官立或公立新式学堂的区别。

私塾以经费来源区分：一为富贵之家聘师在家教读自家子弟同时也对外招生的，称坐馆或家塾；二为地方（村）、宗族捐助钱财、学田，聘师设塾以教贫寒子弟，称村塾、族塾（宗塾）；三为塾师私人设馆收费教授生徒的，称门馆、教馆、学馆、书屋。

明、清两代不少学者名人，都是学塾先生出身，如明末归有光、清代郑板桥等人。郑板桥《道情》十首中就有咏塾师之作："老书生，白屋中，说唐虞，道古风，许多后辈高科中。门前仆从雄如虎，陌上旌旗去似龙，一朝势落成春梦。倒不如蓬门僻巷，教几个小小蒙童。"

张连芳上的即是家塾，启蒙先生是丁寿臣。

当时私塾的教育方法，基本是因材施教，因人而异。十几个学生，不但可以分别按不同程度读不同种类的书，比如三个读启蒙读物《三字经》《千字文》这类书的，两个读《论语》的，两个读《孟子》的，三个读《诗经》的，两个读《左传》的……还可以在一个老师的教导下，在一个房间中共同高声朗读。同时同读一种书的学生，教师也可以按他们不同的智慧、记忆力、理解力，分别教读不同数量、不同进度的内容。

张连芳初入塾，按说应该先读《三字经》《百家姓》，而后才是《论语》《大学》《中庸》，最后读《孟子》，再读"五经"的。但因为张连芳幼承庭训，不仅识字，《三字经》《百家姓》也全部在家读完了，所以，考核完张连芳的入学水准后，丁先生直接让张连芳读了《论语》。

此时，经邻里介绍，丧妻多年的张会明终于续弦，娶得一朱姓女子为妻。这位朱姓女子善良贤德，后一直未曾生养，视连芳兄弟如己出。因此，连芳兄弟跟这位继母感情很深，有什么不敢跟父亲说的事却愿意跟继母商量，让继母帮着出主意。

旧时入塾读书，大多七八岁左右，张连芳因为家贫，入学稍晚了些，不过也正是由于在家无拘无束惯了，所以才刚入学几天就受不了了：私塾的规矩实在太多了，站要有站相，坐要有坐相，读书不好要被罚，坐相不好也要被罚，有时还会被打手心……在家野了十年的连芳哪受过这种约束？于是，就跑回家跟继母诉苦，并请她转告父亲："让弟弟上学去吧，我再也不想去了。"

继母虽然转告得相当委婉，但还是惹怒了急脾气的父亲。为了能送连芳进私塾上学，张会明同时做好几份工，终于凑够了交学费的粮食（那时候粮食比纸币、大洋稳定），结果孩子却跑来说不愿意上学了。张会明气急，把儿子痛打了一顿。痛打的结果是：第二天，张连芳老老实实、端端正正地坐在学堂读《论语》了。

张连芳终于老老实实地读书了，可丁先生教了一阵子书却在私塾坐不住了。为啥？因为将近四十岁的丁先生此时喜添一子。这可是丁先生盼了多少年的儿子啊，丁先生心里甭提多乐呵了，哪还能坐得住啊？自然是得空就往家里跑，让一些学生在私塾上"自习课"。原本，老师回家探亲是常理，关键是丁先生家不在本乡，离私塾有二三十里路呢，所以，丁先生每次回家至少也要待上两天才重回教馆，有一次还在家待了足足一个月。这下，张会明不乐意了：这不耽误孩子读书吗？

第二年，张会明毫不犹豫地将儿子转到另一家私塾上学，就学方式由"跑学"转为"包冬"。

"跑学""包冬"都是旧时的一种就学方式，差别就在于寄宿与否。如整个学期吃住都在私塾，叫"包冬"；不在学校吃住的，就叫作"跑学"，跑着上学，倒也形象、贴切。当然，寄宿制的"包冬"，学费、生活费要比"跑学"高很多。

这次的"转学"离家太远，"跑学"很显然不合适，只能"包冬"，但"包冬"的价格实在太高，张会明拿不出，没办法，只好求助于转学私塾的先生耿介卿。

耿介卿当时已六旬有余，是远近知名的秀才。他让张会明把张连芳带来，问答了几句，又考了连芳的国学功底，心中暗喜：这个孩子聪明、忠厚、踏实，是个读书的好材料，假以时日，必有作为！于是，爱才但并不富裕的耿介卿向私塾的东家作保，破例收下张连芳这个学生，六年学费全由耿介卿出，张会明只需付张连芳的吃住费用即可。自此，张连芳正式师从耿介卿，开启了长达六年的寒窗苦读生涯。

多年后，已近九旬高龄的张连芳（张磊）回忆起这段往事时，潸然泪下："那时，耿先生家住在固始县境内的泉河铺最东头，故曰：'第一家'。耿先生家境并不富裕，甚至可以用底层来形容：家中的墙是用麻秆和高粱秆扎的，墙缝是用泥和稻草糊的，房顶是用草苫的，生活条件比较艰苦，却为了我这样一个素不相识的穷娃娃，甘愿拿出六年学费供我读书。耿先生于我之恩，宛如再生，没有耿先生，哪有今日之张磊？"

寒窗六年，张连芳接受的是完整的"包本"教育：每天第一件事就是背书，把书里的内容背下来，以待先生检查。每本书要从头到尾，一字不漏、一字不错地诵背下来，老师才允许你读下一本（换新书）。读到一定时候才给开讲，并逐步教你写律诗和文章。

学生在读完并背诵《三字经》《百家姓》《千字文》《唐诗》《大学》《中庸》《论语》《幼学琼林》《诗经》《孟子》《左传》《古文观止》《左氏春秋》《东莱博议》等书的基础上学习写作文章，从作"对"到作诗等。

背，是旧时读书人的基本功。书，非读不可。但光读不行，还要背。"通过背把所学的内容记熟记牢，把别人想的内容和思路，说与写的材料和条理一一印入自己的心田，在不知不觉中流向你的舌头和笔头。"

杜甫说："读书破万卷，下笔如有神。"一读再读反复读，自然就背熟了。

读书背书是一生一世的事情，但少年时期却是最佳时期。因为"幼学如漆"，这时记性最好，背下来的书到老都不会忘记。清代著名文学家袁枚直到暮年还在每天读书、抄书，但是他说："随抄随记随忘记，偏记儿时读过书。"著名作家、诗人邵燕祥在回忆他是怎样学习语文的文章中写道："年纪大了，记忆力日衰。但早年记诵的一些断章警句，还时时浮上心头。我因为背书不愿意出声，记得不牢，吃亏不少……背诵，不仅有助于理解、领会，对于音调铿锵的诗文，这更是整体审美不可缺少的一部分吧？"

此时的张连芳已是少年。因为家贫，他穿不起长衫；因为家贫，他的饭菜基本上是稀饭、大米干饭、腊菜（当地人自己腌的一种家常咸菜，近似于雪里蕻，有根），熟菜都很少吃。冬天时，床上铺的是稻草，为了取暖，他把唯一的一床被铺一半当褥子，一半当被子用。他深知父亲供自己上学不易，所以读书也比其他学生更为用功，从不敢偷懒、懈怠。

耿介卿看在眼里，更加心疼这个懂事、勤奋的孩子，除了生活上更加照应外，对张连芳的功课学问也要求得更严。

耿介卿是一个受过完整的传统教育长大的秀才。所谓"完整"，乃古人所要求的合格的书生要诗词书画样样通晓的标准，耿介卿就是如此。在他的教馆中，他不仅教孩子们读书、作诗、作文，同时，他还教孩子们临帖、鉴赏琴棋书画之艺。

旧时，字被称为人的门面，所以，练字是读书人的基本功，习字训练是私塾教学内容的一个重要组成部分，学生必须经过握笔、描红、临帖等严格的训练。从拿笔姿势，到用力捺下，先生会手把手教你。然后进入临帖。字写得差不多了，文章又读不少了，先生就要你"开笔"了。"开笔"，就是写作文，先生命题或自选，要你将所学的内容结合实际写成文章，即古人要求的"文章合为时而著，歌诗合为事而作"，然后由先生审阅批改。

张连芳那个时代，私塾的临帖一般有柳体、颜体、魏碑体、米南宫十七帖等。耿介卿选用的是柳体。他选柳体也是颇有深意的。柳公权少有才学，后以书法著称，他的楷书独树一帜、骨力劲健，当世就颇受人尊崇。而柳公权的书法之所以被人推崇，与他刚正、耿直的品格也有关，他因有谏臣风度，还做过谏议大夫，曾多次劝谏过当朝皇帝，是一个很有气节的文人典范。耿介卿选择柳体，也是希望他教的学生日后无论从事何种职业，都要有骨气、有正气、有气节。

一个教馆可以兼具这么多教学功能，放在当下，按现代人的认知，耿介卿的教馆简直就是应试教育与素质教育的完美结合，相当于不花钱上了六年"兴趣班"。

张连芳出生、成长的年代正处于战乱时期或又遇灾荒，流离失所、四处逃难的人不少，随之也衍生出很多凭自己手艺讨饭吃的谋生手段，"搓垛"就是其中之一。

有文化、字也写得好，但你初来乍到，谁也不认识，就不太好讨要了。咋办？就在富贵人家或者临街的墙垛子上挥毫泼墨写几个字，诸如"福如东海长流水，寿比南山不老松""招福纳祥，财入家庭"之类，虽说写的是吉利话，可也不能乱写，得讲究字与墙面的疏密有度、布局合理，字要好看，留白也要好看，这样才能显示出写字人的文墨和水准。

固始民风淳厚，看见在自家墙垛子上写字的人一般都不驱赶，还美其名曰"搓垛"。固始人认为：一则，人家写的都是大吉大利的话；二则，墙面原本就空着，字写得好也算补白了；三则，时逢乱世，活得都不容易，尤其一个识文断墨的人沦落潦倒至此，想来也必是走投无路了，能给人留条活路就留条活路吧，也算给自家积善积德了。

有一天晚饭后，张连芳等几位"包冬"学生陪耿介卿在东家院子周围散步，走到院门口，耿介卿忽然发现院门口的"搓垛"笔锋遒劲，骨气洞达，想是一个落难的书生所留，便停下脚步问门房这字是谁写的。门房愣怔了半天，也没还原出当时的场景。这可急坏了爱才的耿介卿，他赶紧请东家派人分头打听。终于，从附近的一座破庙里找到了那位"搓垛"人。

当耿介卿看着面前这位穿着一件破长衫、背着竹篓子、面容清瘦、憔悴的中年人时，第一句话却是："可有吃饭？"对方还未回答，耿介卿便立即请东家去厨房预备饭菜。看着对方把一盘豆腐、一盘青菜、一碗米饭一口气扒拉净光后，耿介卿与他攀谈起来，才知对方姓丁，北方人，家中遭了灾，只逃出他一人，他是一路要饭来到这里的。

听完，耿介卿便让学生研磨，请丁先生写几个字。丁先生从背篓里拿出笔筒，拿笔蘸墨后，写了这样一副对联："危险地寻壮胆药，困穷乡有炼材炉。"好字、好联！耿介卿当即说："先生才具秀拔，介卿佩服！先委屈先生几个月，待明春，介卿定为先生谋一教书差事。"后，果然如诺。

宽厚、仁慈、耿直、儒雅，这就是授业恩师耿介卿。恩师的这些品格如雪胎梅骨，深深地烙在了张连芳的心里，并影响了他的一生。

第二章

医道初试名村乡

———

    16岁时，张连芳完成了人生中的一桩大事：他与一直寄养在家中的童养媳胡国英成了亲。

    说起来，张连芳与胡国英可算是青梅竹马、两小无猜一起长大的。胡国英长张连芳一岁，两人是同乡。因家境贫寒，十二岁时，不识字的胡国英就被家人以童养媳的身份寄养在张家，所以，比其他新嫁娘幸运的是，胡国英对未来丈夫的脾气、秉性和为人都在婚前两人如亲人般的相处中有了最深的了解。

    成亲时，张连芳和胡国英穿着向乡邻借来的礼帽、礼服，拜了天地、父母，喝了交杯酒，从此"结发为夫妻，恩爱两不疑"。这一"结发"，从青葱到白头；这一"恩爱"，就是风雨同舟七十余载。

    17岁时，受传统"包本"教育长大的张连芳"下学"（方言，即"毕业"）。第二年，经人介绍，张连芳出馆教书，薪酬是五石二斗米（当时一石等于三百斤，十斗等于一石）。这个薪酬在当时那个年代，虽不能富家，但一家人的温饱确是无虞了。

    这样教了一年，张会明开始觉得不对劲了：教书虽然可以糊口，可整天"宅"在塾内，大门不出，二门不迈的，对于年轻人来说，这个"活计"有点过于安静了。且从长远计，教书这个行当也许只能保得了儿子一时，但却保不了他一世不愁温饱。穷苦出身的张会明虽然口头上说不出什么大道理来，但他却隐约觉得儿子多掌握一门手艺将来才会谋到更好的出路，过上更安稳的生活，才能养老、防老，所谓"艺多不压身"嘛。

    而这时，张会明首先想到的就是学医。人吃五谷杂粮，无论贫富贵

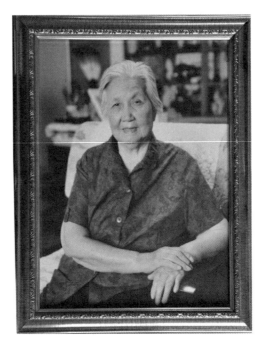

张磊之妻胡国英近照

贱，都难免有个头痛脑热的，所以，当大夫是不愁没有经济来源的。况且，上过半年私塾的张会明知道，国学是学医的基础，古人就有"不为良相，便为良医"之说嘛。张连芳寒窗苦读数载，学医于他来说也许是最便捷、最好的出路。于是，老实巴交的张会明就找到当时乡里的名医、50多岁的张炳臣，求他收下自己的大儿子做徒弟。

师承，是传统的中医教学方式，承载了中医文化教育的魂脉，是培养中医人才不可或缺的一种形式。"古之师承，有业师授受、家学相传、私淑遥承多种，其间名家辈出，学派流衍，卓有建树者甚多，或续其余绪者，或与师齐名者，或青出于蓝而胜于蓝者，皆源远流长，蔚为大观。"

回顾古今名医的成长之路，无不是经历了跟师学习及"勤求古训，博采众长"的方式产生。扁鹊有长桑君传授的"禁方"和"饮上池之水"的经验；当时已经成为名医的朱丹溪，仍然数次往返、长途跋涉方求得罗知悌为师，并虚心学习老师的诊疗经验，对于"诸家方论，靡所不通"，最终成为金元四大家之一。中医传承源远流长，绵绵不断越数千年，师承为其关键。或口传心传、耳濡目染，或著书教习，不仅使中医得以延续，而且在传承中代有发展。

话说张炳臣见过张连芳后，对张连芳的私塾功底心下了然，觉得这个孩子有些资质，日后不会坏了自己的招牌，于是收了张连芳的拜师帖。

为什么要考查张连芳的国学根底后才能教他学医？因为文是基础，医是楼。有句俗语："秀才学医，笼中抓鸡。"意思是具备了深厚的传统国学根底，对于中医的理论认识、思辨特点、认知方式及道德修养等要求的理解就易如反掌了。

中医辨证论治的治病原则原本就是一门辩证唯物主义哲学，只有通晓国学经典后，才能通晓中医典籍大义，进而悟出中医的辨证治病哲学理念。因此，曾写出"先天下之忧而忧，后天下之乐而乐"这等千古绝唱的、北宋伟大的政治家范仲淹在谈到读书人的未来时就说："不为良相，便为良医。"

寒窗数载，熟读孔孟，在"修身齐家而后治国平天下"的儒家思想教育下成长起来的大部分中国知识分子，始终以"济世利天下"为人生最高理想，期望有朝一日能辅佐明君治天下、泽万民，实现自己的抱负。在这个憧憬中，"相"是最高等级，是知识阶层的顶层梦想。但是这样一条道路，并非人人可期。医学则不同："医学作为一种除疾患、利世人的手段，当时不仅无须伯乐'察举'，亦无须'科举'以验明身份，而且最最重要的是，医学与儒家的'仁义观'几乎是完全一致的。"从社会功能讲，如果成为一名良医，不仅上可以疗君亲之疾，下还可以救贫贱之厄，这点又与儒家"经世致用"的思想完全吻合，依然可以达到身在民间也可以利泽苍生的人生梦想。因此，知识阶层若求"相"不得，那么实现利泽万民的途径莫过于做一名良医了。

明代中后期的新安医学大家徐春甫在《古今医统》一书中曾感慨、强调："医术比之儒业，固其次也。盖动关性命，非谓等闲。学者若非性好专志，难臻其妙……如汉之张仲景，晋之葛洪，齐之褚澄，梁之陶隐居，非不服儒有才行辈。吾闻儒识礼仪，医知损益。礼义之不修，唯昧孔孟之教；损益之不分，最害命之至，岂可轻哉！"

自古至今，张仲景、皇甫谧、孙思邈、朱丹溪、李时珍、叶天士、陈修园、张锡纯、岳美中等彪炳史册的名家大医，无一不是饱学之大儒。

武侠迷们熟悉的《七剑下天山》中的"七剑"之一傅青主非是虚构，乃是历史上赫赫有名的一代饱学大儒。但历史上的傅青主远比梁羽生笔下的傅青主更为传奇：既是学界泰斗，亦是中医史上赫赫有名的妇科病专家。

傅青主本名傅山，儿时即有神童美誉，15岁就中了童子试第一名，成人后一边从事着艰苦卓绝的反清复明事业，一边继续钻研学术，终成学界泰斗。更传奇的是，傅山27岁那年妻子病逝，至情至性的他誓不再娶，并且花费多年时间深入细致地研究了妻子的病逝原因，最终又修炼成为中医史上擅治妇科病的一代宗师。他的《傅青主女科》一书至今仍是治疗妇科病的经典专著。

中医大家岳美中更是近代中医史上的一个传奇。1925年，25岁的教书先生岳美中由于劳累致吐血，被当地医院诊云："肺病已深，非短期可治。"病痛折磨之下，岳美中萌发了学习中医的念头，欲图自救。后不仅肺病竟获痊愈，他还悬壶济世，成为一代中医大家。岳美中一生读书颇丰，经史百家，靡不殚究，几十年的生活，基本上是"日理临床夜读书"。临床常无暇日，读书必至子时。他在总结自己的学医经验时，曾说："我习医之后，半是积习，半是追求，研读文史和爱好旧诗词的兴趣一直很浓厚。习医之余，喜读《二十四史》。对六经、诸子、宋明学案以至佛教、道教的主要著作，都做过一些涉猎。兴之所至，还习作了一千多首诗词。回顾起来，由这些爱好中得来的一定的文史知识和修养，对中医的学习和长进，也并非全无益处。"

岳美中对《伤寒论》等经典研究颇深，曾写过一篇《伤寒论文字考补正》，他自感是得益于早年积累的古文和私塾所学知识。他认为："中医经典是古文字，和现代白话距离较大。又流传辗转，版本繁杂，字词驳错。诠释者既多，难免见仁见智，言人人殊。如果没有一定的古文化、文字知识，对这些经典著作就不易读懂，就算读懂了，也难以读深。理解上，或浮于约略，或止于沿演，可以逐浪而难能探源；临床上，则易于套对而难能用活。"

要想对经典医籍的研究深入一些，就非有一定的国学根底、文学知识不可。

二

张连芳在私塾读《国语》时，对医者"和"发出的"上医医国"的高论记忆犹新：

> 平公有疾，秦景公使医和视之，出曰："不可为也。是谓远男而近女，惑以生蛊；非鬼非食，惑以丧志。良臣不生，天命不祐。若君不死，必失诸侯……文子曰："医及国家乎？"对曰："上医医国，其次疾人，固医官也。"（《国语·晋语八》）

也曾在《九灵山房集》中看到过"丹溪习医"的故事：

> 丹溪翁者，婺之义乌人也，姓朱氏，讳震亨，字彦修，学者尊之曰丹溪翁。翁自幼好学，日记千言。稍长，从乡先生治经，为举子业。后闻许文懿公得朱子四传之学，讲道八华山，复往拜焉。益

闻道德性命之说，宏深粹密，遂为专门。一日，文懿谓曰："吾卧病久，非精于医者，不能以起之。子聪明异常人，其肯游艺于医乎？"翁以母病脾，于医亦粗习，及闻文懿之言，即慨然曰："士苟精一艺，以推及物之仁，虽不仕于时，犹仕也。"乃悉焚弃向所习举子业，一于医致力焉。（元·戴良《九灵山房集》卷十《丹溪翁传》）

虽然这些医者的故事令张连芳心生敬仰，也知医之高妙，但他从未料到有一天自己也会习医。他深知父亲爱子并为之计深远的良苦用心，亦尝闻"为人子而不读医书，尤为不孝"之语，故转而专心习医。

张连芳的学医之路是从背诵、研习《汤头歌诀》《药性赋》《濒湖脉学》《黄帝内经》《伤寒论》《金匮要略》《难经》《医宗金鉴》等中医基础理论、古籍经典开始的。其间，由于张连芳之前教的学生家长不愿易人，恳请他继续执教。为了生计，张连芳便遵父嘱在家附近借房设塾，兼做了两年教书先生。白天，讲四书五经之外兼跟师侍诊；晚上攻读医书，思索日间的医案。

张连芳好学，除跟师张炳臣外，他还经常向乡里的田泽轩、桑华国两位老中医商问、讨教。田泽轩、桑华国当时都已经五十多岁，对爱学习的张连芳也颇为喜爱，连芳上门讨教，他们都愿意与之探讨。尤其是桑华国，更没有门派观念，不仅毕生所学愿意倾囊相授，还把自己手抄

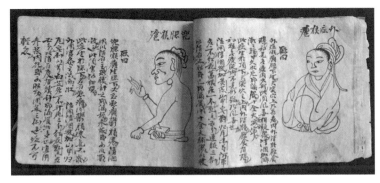

当地名医桑华国先生送给张磊一本自己手抄的医书，被张磊珍藏至今

的医书《喉科杓指》赠予连芳，供他习医参考。

张连芳学医期间，正值解放战争全面爆发。在国共两党的拉锯战中，地处偏远的分水乡民听见枪声就赶紧拖家带口往外跑，等风平浪静了再回家。有一次，听见枪声后，张连芳和乡亲们又开始了例行的躲跑，路上却发现居然有好几户人家没来得及跑出来，大家推测：必定凶多吉少。可回村后张连芳和乡亲们却发现这几位乡亲不仅安然无恙，家中也干干净净的，不像是被洗劫的样子。听他们讲述，大家才明白原来这次进村的是共产党八路军（当地至今仍习惯称中国人民解放军为"八路军"）。共产党八路军进村后秋毫无犯，不仅不打人、不骂人，待人和气，帮着扫地、挑水，临走时还把借住老百姓家的水缸都打满水，院子、房间打扫得干干净净；不像之前国民党的军队进村后，吃光、抢光，乡亲们逃跑回家后，家里基本上都被洗劫一空了。乡亲们不禁感慨：还是共产党好，八路军好！这次事件让七八岁就开始躲日军飞机、见惯了兵匪一家的张连芳对共产党顿时心生敬仰。

1948 年，刘邓大军撤出大别山，挥师转战淮海战场前，张连芳和乡亲们一道目睹了刘邓大军的赫赫军威：只见一声令下，所有驮着大炮的战马先是前腿向上，再听口令，后腿用力，然后集体驮炮上坡。数百匹战马，令行禁止，动作整齐，令观者为之动容；再观刘邓大军，只见英姿勃发、军容整肃、物有序列，望之便是精锐之师、国家气象！张连芳心里那个激动，对共产党的敬仰之心也更加强烈了。

1949 年，张连芳出师，正式行医。有一次，他遇到了这样一个病例：一位陈姓患者，阴囊肿大如茄子，舌苔厚腻，卧床不起，十余日大便未行，痛苦不堪。曾经两位中医治疗无效，乃邀张连芳诊治。据其脉症，张连芳认为这位患者为肝经实火所致，便投以当归芦荟丸方，重用麝香四分（按现在计算为 1.2g），服两剂大便通，阴囊肿消而愈。经此病案，张连芳的名字，乡里皆知。

此时，中华人民共和国成立，百废待兴。对中国共产党怀着无比崇敬之心的张连芳主动积极地参加各种劳动，投身到建设新中国的滚滚洪流中。当时村里各生产队都建有互助组，谁家有插秧等农活儿而人手不够时，互助组的年轻人就到谁家帮忙、义务劳动，帮邻里也是帮自家。张连芳主动参加了互助组，闲时就为乡邻诊病。由于参加劳动多、出诊多，张连芳晒得黝黑黝黑的，于是，外乡人来找张连芳看病，只要在村里一打听，村里人就会这样告知他们：遇见晒得最黑的那个人就是。

1952年，在当地已经小有名气的张连芳加入到镇里的联合诊所工作。联合诊所全称是"固始县泉河区第一诊所"，地址就在藏集街上。当时诊所的医生虽不多，共九位（加上张连芳在内），但都是当地的名老中医，经验非常丰富。所长是张炳臣的儿子张绍臣，余为戴鉴周、胡子斌、姚松樵、李阶安、田开学、戴干臣、徐庆元。

戴鉴周是固始当地颇为有名的老中医，他当初弃文从医，还有一段故事呢。戴鉴周年轻时就以才名显于当地，从医前在当地富绅易大奶家做私塾先生。一次，张连芳的授业恩师耿介卿去看望戴鉴周，东家按照规矩特设丰富的晚宴招待，但戴鉴周年轻不懂得人情世故，再加上东家是女辈，戴鉴周为避男女之嫌，故而晚宴结束后并没有带着耿介卿去拜见东家，但这个无心之举还是得罪了东家易大奶。第二日，易大奶请戴鉴周堂上说话："听闻昨日先生有贵客前来，照例，先生要把贵客带来堂前一见，然先生未来，何故？是欺我区区一介女子，上不得台面否？先生自来我家授书，我待先生不薄，却不料先生竟如此不敬！既如此，我易家庙小，想来也是容不下先生了。先生来此尚不足一年，今日，我就付先生一年薪水，先生还是另谋高就吧！"戴鉴周那时年轻，正值血气方刚之时，听了易大奶的一席话哪还忍得住？当场就辞了易家回家去了。回家后越想越生气，觉得做教书先生太没尊严，遂愤而学医。

戴鉴周学医时特别用心、勤奋。一次师父出诊为一个大户人家患了天花的孩子治病，他随行侍诊。诊病后，这户人家不仅设大宴款待，还拿出了当时属于奢侈品的大烟招待。师父吞云吐雾之际，不禁有些忘乎

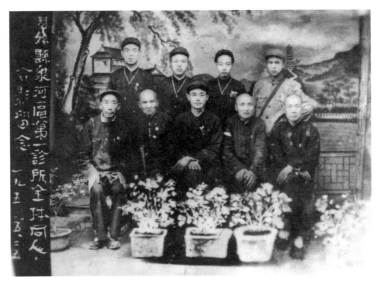

联合诊所唯一的一张集体照。前排左起：李阶安、姚松樵、张绍臣、胡子斌、戴鉴周；后排左起：戴千臣、张磊、徐庆元、田开学

所以，就把自己的看家本领，诸如痘疹的分期诊疗经验——告知患者家属。患者家属不懂医，并未认真听进去，反倒是戴鉴周听在耳，记在心，回家后根据记忆——誊录下来。凭着这股认真劲儿，戴鉴周后来成为当地名医。

联合诊所是集体所有制，意味着这些乡村大夫们从此吃上了公家饭，有了"铁饭碗"。为了庆祝这个颇具历史意义的时刻，到联合诊所工作那天，九位大夫相约着鸡叫时一起出发，步行了三十多里路，赶到县城拍了一张集体照。

在联合诊所，张连芳向这些基层老中医学了不少实用知识。有一次，他碰到了一位子肿患者，当时患者已经怀孕7个月，症状比较奇特，自双足向上肿，逐日向上肿一段。当地人传言：待肿到胸口时，患者必不能活。张连芳出诊至其家，见患者已肿至腹部，而且肿到哪里，痛到哪里。经张连芳用药却无效，遂请所内一位老中医治疗。结果，只一剂药，患者的肿便不再扩大、延伸，再服一剂，肿消。

"予观其方，除利水药外，还用了一味大黄，这就是基层老中医的胆识与经验，对我启发很大。这位老中医对我说，只利水没有大黄推荡，使之下行，难以遏制其上行之势，正所谓'有故无殒，亦无殒也'。当时，我就缺少这种胆识和经验。"

张连芳还从戴鉴周那里得到了他的"秘密武器"五香丸的配方。戴鉴周是一位很有个性且很有特点的名医，擅内、外、妇、儿全科，专攻痘疹。多年的乡村行医经验让他发现了汤药的一个盲点：望闻问诊后，要先开药方，走十几里路抓药后，再煎药，而煎药一般至少需要半个小时，急症患者一时半会儿是吃不上药的。汤药在这期间，对一些急症的处理就明显滞后了。于是，他根据经验配备了一些急症丸药，出诊时随身携带，既能快速处理一些疼痛、发热急症，又能为接下来的治疗争取时间，方便、实用，且药到病除。看到年轻好学的张连芳，戴鉴周总会想起年轻时的自己，因此与张连芳颇为投缘和喜爱，便把自己的"独门暗器"之一五香丸的配方传给了张连芳。

五香丸因含有沉香、丁香、木香、檀香、乳香（去油）五种香窜之药，故名。沉香、丁香、木香、檀香四药皆能行气散气，使气血畅行，经络得通；乳香则活血化瘀；佐以郁金、厚朴、陈皮等以助行气、化瘀、止痛之力；丁香配合陈皮、砂仁、甘草理中健脾；巴豆、大黄泻下，除寒积冷结，荡涤积滞；雄黄泻肝风、消涎积，解百毒。诸药合用，可治腹心气，胁痞积，及一切痛证。

五香丸传到张连芳的手里后，张连芳又根据自己的行医特点，把丸剂改为散剂，屡用屡效。多年以后，已经担任了河南中医学院《内经》教研室主任的张连芳翻到清代医药学家赵学敏编著的《串雅内外编》一书后，赫然发现《串雅内编》收录的就有"五香串"这一走方，与戴鉴周的五香丸大致类似，不禁再次感慨戴鉴周的博闻强识、活学活用。

数年的基层行医经历不仅令张连芳见识到了很多病症，甚至是怪病，学习、积累了很多临床宝贵经验，也令他对农村的经济状况、疾病种类、药品需要等，有了更多的感知。同时从读书的感悟、临证的效失、病家的愁乐之中，进一步体认到中医学术对社会人群的作用，找到了一个医者的价值所在："上以疗君亲之疾，下以救贫贱之厄。"这一切都愈发坚定了张连芳终生从医、济世活人的决心。

1953 年 11 月，张连芳被调到固始县郭陆滩区卫生所工作。郭陆滩区是个大区，下设四个乡，卫生所内有中医也有西医，是一家全民所有制的综合性医院。张连芳是双肩挑着行李步行去报到的，报到后，被分在了药房工作。

在药房工作不仅可以熟悉中药，也可以在药方中学习其他中医辨证论治的思维方法，不过也有让张连芳伤脑筋的事儿：每天晚上要填写药物消耗表，统计每味中药的用量，每月月终还要有一次盘存。在这项日复一日、琐碎但同时也非常重要的统计工作中，坚信无恒难以做医生的张连芳越来越觉得这也是对自己意志的考验和锻炼：连最基础的药房工作都不能认真做好，将来怎么可能承担做医生的辛苦？不经历风雨是永远见不到彩虹的。

两年后，也就是 1955 年，张连芳被调出药房，协助其他医生管理病房。同年 5 月，他被组织批准成为中国共产党预备党员，考察一年后，如期转正，成了一名光荣的共产党员。入党那天，张连芳激动得流泪了：他目睹过战乱频仍、满目疮痍的旧中国，经历过国破山河在的无奈和悲怆，对于"没有共产党就没有新中国"这句话体会最深，能够加入共产党，成为一名合格的共产党员，是他的光荣与梦想。他发誓，要为建设新中国而努力、奋斗终生！

1956 年，张连芳被调往固始县黎集乡卫生院任副院长（当时无院长一岗，由张连芳主持工作）。黎集乡卫生院坐落在黎集镇街南头，是新中国成立前当地一户有钱人家的旧宅。皆是老式砖瓦房，虽然旧，倒也整齐可观。

黎集乡卫生院中西医均有，以中医为主体，设有病房，但住院患者甚少，主要是以门诊和出诊为主。除处理日常行政外，张连芳把大部分时间和精力都放在了为乡民诊病和研究医术上。1957年，麻疹大流行，张连芳背着药箱下乡住了一个多月，为乡民诊病并教乡民如何简易防治。

任职期间，张连芳还遇到了一次险情，差点与死神撞了一下腰。那是1958年春季，地方政府兴修水利，在黎集史河段筑龙潭水坝灌溉农田。黎集乡政府为了解决民工住宿，便动员各机关、单位腾出房子给民工解决住宿。为了响应政府号召，安排民工住宿，黎集乡卫生院腾出了两间会议室给民工当了临时宿舍。这两间会议室是新中国成立后卫生院在原来三间破旧的瓦房基础上稍加改造而成的，其中一间作为张连芳的宿舍，另外两间被改造成了会议室。宿舍与会议室相连，顶棚是用报纸糊的。两间会议室铺了稻草，住了二十多位民工。

一个月后，工程结束。民工离开当天，张连芳正巧到县里开会。因为当时正值社会主义建设"大跃进"时期，住院患者迅速增多，黎集乡卫生院尽管已经加了不少临时病床，还是不能够满足源源不断的患者。因此，民工离开的当天，就有人提议把两间会议室改为临时病房。这时，医院会计说了句：不差这一夜，还是先按规矩消完毒明天再挪患者吧。

谁知，当夜两间会议室突然坍塌！检查原因，原来是因为房屋年久失修，房梁断了，墙虽未倒，但整个梁檩砖瓦无一完整存在。由于房梁上有芦席为料、外糊一层纸的"吊顶"掩护，反而隐蔽了大梁的朽旧之痕。接到电话迅速赶回卫生院的张连芳看到事故现场，不由一阵心惊：幸亏民工当晚离开，幸亏民工离开后医院照例对会议室进行了消毒，当夜并没有搬进患者，否则后果不堪设想！至今回想起来，张连芳仍心有余悸。

如今，年已90岁的张连芳（张磊）在回忆起这段岁月时，最忘不了的还有开会和迎接上级检查。为什么？"因为那时候不管是我们到区里、乡里、县上开会，还是上级领导到我们医院检查工作，赶上饭点吃饭时，无论区长、乡长，还是县长，都是端个碗，以地为桌，把菜盆子往地上一放，大家就地一蹲，边吃边唠，就是一顿工作餐。当然，造成这个原因一方面是由于当时条件所限，但最主要的还是跟当时清廉、健康的工作作风有关。"

张连芳还记得有一次，他接到县卫生科吴科长（相当于现在的县卫生局局长）要来本院检查工作的通知，厨房为了改善生活，专门买了一只鸡炖了炖。第二天，转业干部、战斗英雄，解放战争时期在参加孟良崮战役时腿部负伤，成了残疾的吴科长骑着自行车，赶了一个多小时的路，从县上赶到黎集乡卫生院检查工作。中午吃饭，走路一瘸一拐的吴科长和大家一起就地一蹲，边吃边聊工作，简单、明了、直接。当然，当天中午招待吴科长的伙食费扣的是张连芳的饭票、菜金。

由于张连芳为人谦和，工作勤奋、认真，因此在他任职期间，黎集乡卫生院的工作井然有序、蒸蒸日上，成绩有目共睹。张连芳本人不仅深得全院上下的尊敬，还得到了县卫生局和乡领导的信任和重视。但一心想提高医技的张连芳并没有就此满足。

三

张连芳初学医时，正值中医被贬为糟粕、备受歧视之时。

中、西医之争，自晚清始，至民国更加升级，甚至一度成为生死存亡之争。

1912年起颁布实行的《壬子癸丑学制》，首次明确将中医排除在正规教育系统之外。

民国时期，随着西学渐进，尤其是留洋生归国并逐渐成为各界意见领袖后，社会上对中医的批驳日渐成势。

此时，在政、学两界，废除中医的呼声此起彼伏。

1929 年，首届"全国卫生委员会"委员们齐聚南京，在国民政府内政部卫生专业委员会委员余云岫的主持和策划下，通过"废止中医以扫除医事卫生之障碍案"，另拟"请明令废止旧医学校案"呈教育部，要求在全国禁止中医中药开业，禁止中医办医院、办学校，取缔中医书刊。委员们一致认为，医生需要一定的医学、解剖学、生理学、病理学、微生物学知识，中医从业者严重缺乏这方面的知识，故而不具备医生资格，国家应该逐步废除中医。

余云岫的主张是要"坚决消灭中医"，"如不消灭中医，不但妨碍民族的繁息、民生的改良"，而且国际地位的"迁善"也无从谈起；"旧医一日不除，民众思想一日不变，新医事业一日不向上，卫生行政一日不能进展"。

后来，虽然在众多有识之士的反对和抗争下，中医得以保存和延续下来，但却日益式微。

中华人民共和国成立伊始，卫生部个别领导没有对毛泽东"团结中医，提高中医，搞好中医工作"的指示进行认真领会和执行，认为中医"落后""不科学"，片面地提出"中医是封建医，是封建社会的产物，应该随封建社会的消灭而消灭"的错误主张。在这种错误观点的指引下，在政策等许多方面对中医进行限制发展，从而引起广大中医师和人民群众的不满。

1953 年 3 月 7 日，四川老中医李仲愚给彭真写信说：师徒授受之途久绝。因师徒授受，其子虽受师业，而非正式学校毕业，政府不准予行医；国家举办西医院校占多，中医院校占少，每年招生数字大为悬殊，故西医日多，中医日少。

1953 年，毛泽东在对卫生工作的指示中指出，看不起中医是不对的，把中医说得都太好，也是错误的，我们对中医须有全面的正确的认识，必须批判地接受这份遗产，必须把一切积极因素保存和发扬。

1953 年 12 月，毛泽东发表对卫生工作的意见中提到："我们中国如果说有东西贡献全世界，我看中医是一项……中医是在农业、手工业的基础上发展起来的，这是一大笔遗产。"

1954 年 6 月底 7 月初，毛泽东对中医药工作发表讲话，指出："团结中西医是卫生工作的方针之一……把中医提得过高也是不正确的。团结中医的目的，是为了发展中国医药科学。首先要弄清楚，这不仅是为了中国的问题，同时是为了世界。掌握中医中药，必须要有西医参加，也要吸收有经验的中医，靠单方面是不够的，单有中医没有西医不行，有西医没有中医也不行。中医问题，关系到几亿劳动人民防治疾病的问题，是关系到我们中华民族的尊严、独立和提高民族自信心的一部分工作。我们中国的医学，历史是最久的，有丰富的内容，当然也有糟粕。在医学上，我们是有条件创造自己的新医学的。中国人口能达到六亿，这里面中医就有一部分功劳嘛。"

为全面纠正影响中西医团结的错误倾向，党中央采取了一系列重大措施：

1954 年 7 月，成立了由中宣部、政务院文化教育委员会、卫生部指定人员组成的中医问题临时工作组，向各地卫生行政负责人和北京、天津的中西医传达中共中央关于中医问题的指示；召开了中共中央、华北和北京市各有关部门的中西医座谈会，反复讨论了关于学习和研究中医、扩大中医业务、出版中医书籍等问题。

1954 年 10 月 20 日，《人民日报》发表了题为《贯彻对待中医的正确政策》的社论，社论指出："发扬祖国遗产的基本问题就是如何通过认真的学习、研究和实践，逐渐使它和现代科学理论相结合的问题，就是要根据现代科学的理论，用科学方法来整理中医学的学理和总结它的临床经验，吸取它的精华，去掉它的糟粕，使它逐渐和现代医学科学合流，成为现代医学科学的重要组成部分。"

1958 年 10 月 11 日，毛泽东在对卫生部的一次工作批示中指出：

"中国医药学是一个伟大的宝库，应当努力发掘，加以提高。"

发展中医药受到了党和国家的高度重视，有步骤、有计划地整合中医药人才队伍，多种途径、有效培养中医药人才被纳入了国家规划。在先后开办了中医进修学校和中医进修班等不同层次的中医培训学校，并采取函授教育的形式对在职中医进行培训提高系列措施后，1956年，各地中医学院开始如雨后春笋般创建起来。卫生部在1958年组织编写了全国中医学院统一教材，并先后进行过4次修订。1959年制定了全国统一的教学计划，明确规定了中医院校的培养目标和课程设置。同时，尊重和大力提倡中医授徒这一特殊的中医人才培养方式。

中医药的发展迎来春天！这种发展形势也大大激发了张连芳想要继续求学的热忱。张连芳初学医时，正当青年，刀匕壶囊，黄卷青灯，用功不谓不苦。然却是中医备受歧视之时，且因地处偏远，相当一部分乡村老中医治病以经验取胜，缺少系统的理论学习和明确的哲学思想作指导。张连芳自觉临证愈久，愈觉医技有笨伯之处，又缺少师友商问，因此，他萌发了求学深造的念头。1957年底，时任黎集乡卫生院副院长的张连芳向县卫生科吴科长提出申请，希望可以系统学习中医理论，拓宽辨证思路，提高医技。

1958年9月4日，河南中医学院在原河南省中医进修学校的基础上正式创建成立，正式创建之前面向全省各地发出招生通告。1958年5月，张连芳接到县卫生科吴科长的电话，把即将成立的河南中医学院、河南省平乐正骨学院、新乡医专等几所学校都在招生的消息告诉了张连芳。张连芳当即就决定报考河南中医学院。吴科长又问："如果考上，就要在郑州上六年学，没顾虑吗？"一直以来都在热切盼望能接受系统学习、培训的张连芳回答得竟然毫不迟疑："我愿意，没顾虑！"就这样，张连芳报了名。此时，距离考试还有一个月时间，距离固始县最近的一个考点在信阳地区潢川县。

离考试还有一周时间，张连芳忽然接到参加信阳地区干部会议的通知，会议名称是"除四害讲卫生"现场会，开会地点在信阳地区上蔡县（上蔡县后归属驻马店地区）的一个村子里。张连芳十几个人由区长带队，从固始县出发，沿着坑坑洼洼的土路，蹬了一天的自行车才到达会议地点。正值暑天，那时候没有空调，近千人的会场上也没有安装电扇，与会人员热了就把毛巾投在井水里摆摆擦把脸了事，倒也解暑；人太多，没有餐厅可以容纳，所以工作餐就是在会场外的露天场地上搭个布棚权作简易餐厅了。条件虽然艰苦，可大家建设新中国的热情高，彼此情谊也似乎更深些。几天会议下来，不少干部彼此之间还建立了深厚的革命友谊。

会议结束的当天晚上，忽逢倾盆大雨，次日虽然天气放晴，但乡间的土路因为一夜大雨变得更加泥泞难行，由于全省中医专业招生考试定于第三天举行，所以张连芳当晚必须赶到潢川。于是，如同来时一样，由区长带队，从固始县赶来参加现场会议的十几位干部与张连芳一道骑着自行车开始赶路，目标：潢川。乡下的路是土路，原本就不好走，一夜暴雨，更是泥泞难行，有时候自行车都蹬不动。没办法，为了赶路，骑不动车的地方大家就下车推着自行车走，连自行车都推不动时，就扛着走。就这样一路跌跌撞撞、磕磕绊绊地好不容易赶到铜钟镇时，才终于看到大路上有了"路眼"。此时已是中午，大家吃罢午饭，就赶紧骑上自行车一路飞奔，汗如雨下，过了九岗十八凹，到达潢川时，已是晚上九点钟了。正要躺下休息，张连芳同屋伙伴又因为劳累过度，开始上吐下泻，大家连忙又起身把同伴送进县人民医院住院治疗后，才能躺下休息。

还好，距离考试还有一天时间复习、跟其他考生交流心得。此次，跟张连芳一同参加考试的还有固始县泉河区第一诊所的大夫戴干臣。考试科目有政治、业务及数理化。政治、业务，张连芳、戴干臣倒都不担心，担心的是数理化。为什么？因为两人都是读私塾长大的，哪正经学过什么数理化呀？这时，同一考场的另一位考生自信满满地安慰他俩说:"放心吧,数理化我没问题,到时候可以给你们打小抄。"

这下轮到戴干臣与张连芳害怕了:这不是作弊吗?万一东窗事发,可就坏了名声了,一辈子都抬不起头!于是,俩人私下商议:既来之则安之,会就会,不会就是不会,宁可落榜而去,也不能顶着作弊的帽子一辈子抬不起头!

考完试,从考场出来,张连芳自感希望不大,但考试之前忐忑的心反而放轻松了:尽人事听天意,能考上更好,考不上他还会继续努力研习医技。

幸运往往会降临给最努力的人。1958 年 8 月底,张连芳接到了河南中医学院的录取通知书,而戴干臣也接到了河南省平乐正骨学院的录取通知。

第三章

复学岐黄磨医技

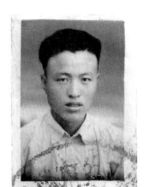

1958年张磊考上河南中医学院的入学照，当年正是恰同学风华正茂时

眼看就要去河南中医学院报到了，此时却发生了一段小插曲。

张连芳接到河南中医学院的录取通知书后，就向上级申请交接黎集乡卫生院院长的工作。候选院长报到那天，凑巧张连芳下乡，等张连芳返回医院时，医院会计告诉他："新任院长已经不辞而别，我追了十几里路也没把人拦回来。大家分析，新任院长不辞而别的原因可能是有点胆怯。你想啊，人家之前是一家乡镇医院的院长，可咱们黎集乡下辖四个乡，医院规模当然大呀，患者又太多，估计他也是有点担心招架不了吧。"

听到这个消息，张连芳郁闷至极：眼看就要开学了，如果没人到岗交接，自己就走不了，上不了学了呀！这次求学机会对张连芳这个基层大夫来说太不容易了，如果失去这次机会，以他的年龄，今后再求学恐怕就不太现实了。于是，张连芳就找到区委昌书记，请求组织赶紧安排合适的人接替自己。

昌书记也愣住了：人家张连芳积极要求上进，并且愿意舍弃现有的岗位继续求学深造，这种精神就值得鼓励和肯定，如果不能迅速找到合适的院长人选，那不是耽误人家张连芳的前程吗？

参加过土改工作的昌书记处理起事情来也是雷厉风行，张连芳前脚走，他后脚就开始亲自甄选院长人选。很快，一周后，张连芳就接到通知，正式与新任院长办理了交接手续。

交接完毕，张连芳回了一趟家。

儿子即将奔赴省城求学，这个消息让张会明既惊喜又伤感。喜的是：当初他手把手教识字、读书的那个孩子，如今已一点一点地成长、进步，甚至他的进步与成长已经超出了自己的预期，有儿如此，夫复何求啊！伤感的是：六年对于儿子来说，还算恰同学少年、风华正茂的年龄，但对于已年过六旬的自己来说，能不能再见到儿子，还能见到几次，都是一个未知数。张会明一边笑着，一边流着眼泪，把一个父亲对儿子的所有祝福和牵挂都送给了这个自己引以为傲的儿子。

此时的张连芳已经是三个孩子的父亲了，儿行千里母担忧，身为父亲的他又怎么不懂得父亲的喜悦与牵挂呢？他深知父亲培养自己的不易，也深知一别数载，今后这个上有老下有小、三世同堂的大家庭就要靠妻子胡国英一个人支撑了。对于父亲、对于妻子，他心存愧疚，但唯一能够报答、回报他们的就是好好读书、奋力求存。

带着亲人的祝福、牵挂，张连芳一个人辗转坐车来到了位于省城郑州的河南中医学院报到。

当时的河南中医学院刚刚创建，58级的学生仅有两个班，一个班是由通过高招考上医学院的应届高中毕业生组成，另一个是调干班，就是像张连芳这样参加工作后又通过统一考试被录取的干部班，两个班加起来不过100多号人。学院仅有的几间平房除了用作教室外，就只够给女生当宿舍用，男生宿舍就是操场上临时搭建的大席篷，席篷外还有一个大木桶，那是为了方便男生起夜用的。由于教室有限，就免了大课小课之分，每次上课，就把两个班合并为一个班。

学校简陋、艰苦的条件，对于从小在农村长大、第一次来到城市，甚至是第一次见到高楼（二层楼的郑州市百货大楼）的张连芳来说，一切都是新鲜而美好的，但是对于从小在城市、家庭较好的环境中长大的学生来说，看到连宿舍楼都还没建起来的医学院时，最直接的反应却是失望，甚至崩溃，于是，开学仅一周，校方就先后收到两份退学申请。虽经校方多番挽留，最终还是有一位学生毅然决然地离开了学校。

二

怀着对未来的憧憬，带着从农村到城市的新鲜感，张连芳与其他58级的同学正式开启了一边上学，一边参加义务劳动的六年"延安式大学"生活。

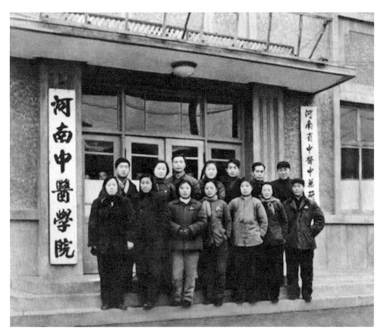

刚建校时的河南中医学院校门

按照河南中医学院的规划，开学后，新生们要一边学习，一边在不影响学习的条件下，参加学校修建基础设施的义务劳动。一边学习，一边劳动，自力更生，这也是当时国家提倡的延安式大学的教学模式。

彼时，新中国刚成立不久，百废待举。所有亲历过战火、感受到和平来之不易的中国人都希望祖国能够富足强大、民族能够复兴，能够亲身参与到建设新中国的队伍中是一种骄傲和光荣！因此，只要国家有需要，一声动员全民皆上。西方列强不承认中华人民共和国在联合国的合法地位，对新中国实行政治孤立、经济封锁，没关系，我们众志成城、自力更生、自给自足：飞机没有，我们自己造；"两弹一星"没有，我们自己研发……无论是十三陵水库这样的国家级别的项目建设，还是各个城市、乡村中的建设工地上，都会出现一个在今天的建筑工地上你绝对看不到的罕见场景：各个工地上红旗招展，在工地上干活儿的不仅有建筑工人，还有从四面八方、各企事业单位及学校、工厂等地赶来的干部、职工、知识分子、工农兵、学生，大家听着喇叭里播放的《东方红》《义勇军进行曲》《黄河大合唱》，唱着"没有共产党就没有新中国"的红色歌曲，撸起袖子一起参加建设新中国的义务劳动。那是一个火红的年代，是一个令人血脉贲张、令人难忘的激情岁月！

延安式大学的倡议就诞生于这样的历史背景下。

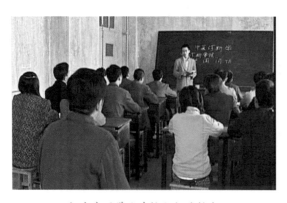

河南中医学院建校之初的教室

九月开学季，正值秋高气爽之时，河南中医学院操场上的席篷里还能住人，但天气转凉后，席篷可就住不了人了。考虑到这一点，新生入学前，学校就联系好了砖厂，准备开学后烧砖、盖宿舍。待安排好新生入学等一应事务后，已经进入"人烟寒橘柚，秋色老梧桐"的季节了，再不抓紧盖宿舍，学生们可就要吃苦头了。此时，盖宿舍就成了全校、全员的大事儿。

为了尽可能地缩短工期，学生们也加入了施工大军。为了能赶在入冬前搬进新宿舍住，同学们也是拼了。上课之余，同学们就有组织、有纪律地轮流到砖厂跟着工人师傅一起和泥、烧砖、烧窑、起窑。起窑后，大家又跟着工人师傅一起赶着马车把砖一批一批地搬进学校。正式施工期间，学生们上课时，是工人干活儿；下课后，则是同学们帮着工人师傅一起干活儿、赶工。如此月余，终于赶在入冬前，58级的男生们住进了自己参与修建的两排平房宿舍。

学校初建，不仅条件简陋，也没有招收清洁工，杂工也少。因此，打扫校内卫生（包括公共厕所），给学校十几亩庄稼地里除草、施肥，都成了学生们课余的日常作业之一。公共厕所是轮值打

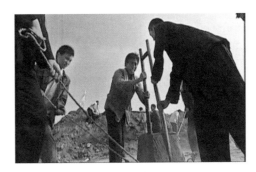

师生们一起建设校舍

扫，一组十人，值日生的职责不仅是要维持好公厕的卫生，还要负责把粪便运往学校十几亩庄稼地里，把粪便埋在地里沤肥，那可是庄稼的天然有机肥料。

那时候物质条件匮乏，学生在学校，除了读书学习，基本也没有其他可以娱乐、消遣的项目。对于学生们来说，劳动既是对单调课业的一种调剂，也算是一种体能的锻炼。因此，对于这种劳动，大家不仅不拒绝，还都抢着干、比着干，争着要求进步、当先进。而这样的劳作对于出生农家且干惯了农活儿的张连芳来说，更是不在话下，样样劳动都冲在前面。

1958 年底，就在同学们刚刚搬进新宿舍后，郑州市政府组织开展疏浚贾鲁河河道工程，并动员机关、工厂、学校组织人员参加劳动。

贾鲁河，一条千年古河，是淮河水系主要支流之一。原名惠民河，因元朝贾鲁开浚，名贾鲁河；明弘治七年（1494），刘大夏在疏浚贾鲁河故道时，自中牟另开新河长七十里，导水南行，亦称贾鲁河。明清两代水运畅通，又有运粮河之称。清道光、同治、光绪年间，黄河六次决口，大溜屡经贾鲁河，人们又叫它小黄河。后因河道淤塞严重，虽经 1889 年和 1915 年两次修浚，而成效甚微，舟楫不再复通。

数百年来，贾鲁河由于堤防失修，再加上黄河水流多沿其下泄，贾鲁河变成了一条害河。1927 年，河南省地方政府督民沿清道光二十三年（1843）黄水冲刷之大洪，改挖贾鲁河，当时称新贾鲁河。1938 年，蒋介石扒开花园口黄河大堤，滔滔黄水顺新贾鲁河南下，致使贾鲁河严重淤塞。

新中国成立后，政府多次对贾鲁河进行综合治理，疏浚河道便是攻坚战的重中之重。

河南中医学院的学生们选在星期日没课的时候参加了这次劳动。当时虽然已经入冬，开始上冻，但工地上却是红旗飘飘，人山人海，一派热火朝天的景象。大家用荆条编的大筐抬泥、运泥，用洗脸盆传送从河道清出的淤泥。有些城市学生不会挑担子，可又不愿甘居人后，就现场向他人学习挑担。同学们抢着运泥沙，比着谁运得多、挑得多，争着当模范，手心、肩膀、脚底磨出了血泡，也丝毫阻挡不了大家的劳动热情。疏浚工程结束后，由于张连芳在劳动中表现出色，被郑州市政府评为一等模范。

1959 年，时任河南中医学院院长的韩锡瓒提出了河南中医学院的发展规划，把修建一座病房楼、一座教学大楼、一座新的宿舍大楼列入了近期发展规划中。同时，为便于学生们认药、识药，在不断扩大学校面积的同时，特意在新扩建的校园里辟出几块空地为学生们开建制药厂，目的是让同学们在学习并参与到对中草药的认识及中药炮制的过程中，强化对药性、对辨证施治用药及对中医基础理论的学习、理解，进而指导临床实际疗效。

1960年初夏，正值大二学期末，河南中医学院新宿舍楼、教学楼、病房楼同时开建。开建前，还涉及了新病房楼的拆迁。新病房楼所占位置是原来的一条老街道，叫杜岭中街，老居民较多，拆迁力度比较大。在学校的组织下，张连芳和同学们一起参加到拆迁队伍中。那个年代机械作业少，绝大部分工程都要靠人力完成，好在同学们年轻，体力有的是，且头脑灵光，先刨、再推，拆迁工作倒也进行得有条不紊。偶尔碰到对拆迁工作不是很理解的居民，同学们你一言我一语，现场PK了一下"口才"倒还在其次，关键是"嘴上功夫"发挥了最大作用，为拆迁工作的顺利进行扫清了障碍。不过，拆迁的那半个多月，同学们土里来土里去，整天灰头土脸的，这个模样从拆迁地点走回学校可就太寒碜了。为此，学校专门为大家买了离拆迁地点最近的黄河水利委员会澡堂的澡票，维护了大家，尤其是正处于青春期那部分同学的"公众形象"。

大楼开建后，依然是学生与建筑工人一起打地基、夯地基、搬砖、运沙……

大四时，河南中医学院58届学子终于搬进了自己参与建设的教学大楼、宿舍楼，并进了新建的病房楼观摩、实习，跟着名师、名家学习。搬进新宿舍楼的张连芳看到学校的新景致、新气象，按捺不住激动还曾作了一首小诗：

开轩小憩得舒神，绿树层楼处处新。

矢志攻书增学识，力争做个"上工"人。

可以说，河南中医学院58级的这届学子不仅亲身见证了代表着河南中医药学发展水平的最高学府的成长、壮大，还在学校"经世致用""理论联系实际"思想的引导下，一步一个脚印地夯实了深厚的中医理论与实践经验。

三

中医学院寒窗六载，张连芳是脱产学习，没有工资了，但可以享受每月 30 块钱的调干助学金。当时，学费、住宿费实行的是国家供给制，自己不用掏腰包，所以，张连芳除留下极少的零用钱和扣掉的伙食费外，其余的便都寄给固始老家贴补家用。那时候交通不是很便利，从郑州回固始需要先坐火车到信阳，第二天再从信阳坐长途汽车到固始县城，然后步行几十里路才能辗转到家。每次放假回家，张连芳坐火车到信阳后，没钱住旅馆，就会在信阳市火车站候车室坐一夜，第二天再坐长途汽车返回固始老家。

有一年寒假，张连芳穿着一身新棉袄棉裤返乡，因为没买到第二天从信阳回固始的长途汽车票，便从信阳搭上了一辆带着拖斗、拉着袋装化肥的卡车回固始。谁知半路下起了小雨，由于张连芳坐在没有篷的后车厢上，所以淋了雨，一身黑色的棉袄棉裤不仅被溅上了化肥，还被渍上了一片一片的颜色。狼狈倒在其次，张连芳心疼的是：回家还要花钱染衣服！

1960 年，张连芳遇到了两件大事，一件事情发生在春节，另一件事情在夏季。

1960 年的春节，惦记着课业的张连芳破天荒地没回老家，把自己关在学校紧张地复习功课。假期结束时，他忽然接到老家发来的电报，电报上只有简短的几个字"父病危速归"，是胡国英托人写的。这下张连芳慌神了，赶紧就买火车票往家赶。同学们听说消息后，都把自己平时不舍得用的每张半斤的点心票凑在一起交给了张连芳。

看着大家凑的一张张点心票，张连芳眼泪都快下来了。因为当时正值三年自然灾害时期，饥饿，是那个年代的关键词。学生们大多二十多岁，正是中午12点吃饱饭，下午两点就会饿的年纪。那时又缺少副食品，每月33斤的饭票哪够吃啊？于是校园里就发生很多"寻吃"的故事：冬天的时候，同学们发现学校食堂的阴沟里偶尔会有扔掉的白菜根子，于是大家就把白菜根子捡回来，削削洗洗，煮熟了吃，还美其名曰"人造肉"。

一位同学爱打篮球，体能消耗得更快，基本半个月就把一个月的定额粮票吃完了，剩下的半个月就只能到处蹭同学们的饭吃。这还了得？为了保证大家都不至于饿出毛病，第二个月起，这位同学的饭票就由团支书妥妥保管，每餐定额发放给他。这下好了，从此，学校食堂每天就餐时，大家都能看到这位同学吃完饭后又到其他同学身边转悠踅摸着能蹭点残羹剩肴的"可怜"的身影。不过，大多数时候，他只能摇头失望而去。

处在这样的物资匮乏年代，半斤点心票就能捡回一条人命。同学们这是多大的情分啊！这个场景张磊至今回想起来都感动不已。

用点心票买了十几盒点心，张连芳挑着担子回家了。在乡卫生院，张连芳并没有找到父亲，却意外地看到已经饿肿了的妻子胡国英在简易病房住着。原来，老父亲在家躺着呢，饿得几乎说不出话来。家里人都认为他快不行了，这才让胡国英赶紧给张连芳发了一封电报。

张连芳心下难过，扫一眼病房，发现整个病房都是浮肿患者。胡国英安慰张连芳："住院了反而有稠稀饭喝，我现在没事了，放心吧。你赶紧回家去看看咱爹吧。"张连芳给妻子放下两盒点心，一扭头，才注意到自己的亲姑姑也在这个病房住着，于是他又给姑姑留下了两盒点心，之后就赶紧往家跑。快到家时，正巧碰见弟弟正挑着担子向自己走来，张连芳的小儿子张登峰就坐在担子里。一问才知道，原来家里缺吃的，弟弟担心把孩子饿坏，正准备到乡卫生院浮肿病房找嫂子去给孩子讨点饭吃。

张连芳回到家中，见父亲在堂屋坐着，脸色蜡黄，形容枯槁。张连芳喊了一声"爹"，眼泪就再也止不住地往下流。张连芳知道，父亲是饿坏的，不过暂时没有性命之忧，这才放下心来。看到连芳带来的点心，父亲点点头，感慨道："这可是救命丹啊！"

天擦黑，张连芳来到灶间，只见灶间仅有半碗碎米、半棵白菜，一问才知道是邻里朋友送的。连芳在锅里撒了一点米，煮了稀粥，权当晚饭。父亲边看连芳喝粥，边劝连芳返校："现在家家户户的情况都是这样——缺粮，即便你回家了也解决不了这个问题，而且你回来又多了一张嘴吃饭，家里就更困难了，咱们都得挨饿。所以，你还是回学校吧。"连芳不忍，可又知父亲说的都是实情，自己留下来不仅帮不上忙反而会给家里增添一份负担，于是，他把身上所有的粮票交给父亲，又去卫生院看了看妻子、孩子，第二天踏上了返校的长途车。

1960年的夏季，张连芳正式把名字改为张磊。起因还要从一封家书说起。大二的一天，学校传达室通知张连芳有一封家书，待张连芳取回后才发现，他拿错家书了。因为河南中医学院还有一个针对各地市医务工作者的短期中医进修班，这一期进修班中也有一位名叫张连芳的学员，于是，就闹了个误会。这样的误会闹了几次，不由得又让张连芳想起他在固始县黎集乡卫生院工作时，有次到县上开会，县政府办公室工作人员看名字以为张连芳是个女同志，所以在分男女组别时，就直接把张连芳分到了女组。再加上河南中医学院当时有位老师姓连名芳，跟张连芳也算重名了。因此，张连芳决意改名字。

几番斟酌，张连芳选了"磊"字。磊，《说文解字》解释为"众石也"。屈原《楚辞·山鬼》中有"石磊磊兮葛蔓蔓"之句。"磊"，本义为众石累积。石头坚硬、顽强，棱角分明于天地间，以三"石"坚硬喻指人磊落、坦荡，坚强刚毅，这不正是张连芳穷其一生所追求的品质吗？

待学校帮张连芳在派出所改名为张磊后，已经是8月底，马上要开始大三的生活了。陆续来学校报到的同学惊奇地发现：过了一个暑假后，班上从此再无"张连芳"，却"多"了一位名叫"张磊"的同学。

1961 年，三年自然灾害的最后一年，城市也开始缺粮。学校食堂的免费米汤以前很少有人问津，如今却也成了同学们打牙祭的来源之一。可惜，米汤里的大米太少，同学们一边捞着米汤里的大米，一边打趣说："每次喝米汤，就像'海底捞月'。"还是吃不饱，怎么办？张磊就和一些同学们买盐砖和豆腐乳冲水喝，权且充饥。

好在学校还有占地数百亩的药圃厂，张磊与同学们就是在这里一边劳动，一边认药、种药、采药、制药。这里也是同学们经常打牙祭的"根据地"。为啥呢？正是因为中医药讲究"药食同源"，好多药材从地里拔出来煮熟就能充饥。生地黄就是张磊他们在药圃厂轮班时的常用"零食"。一下雨，漏收的小小的生地黄就从土里冒出来了，饿极了的张磊和同学们将其从地里捡回来，洗干净放在盆里煮熟就吃。不过，这些"加餐"经历，也让张磊得到一个教训：生地黄不能多吃，一次食量超过一斤就会引起腹痛腹泻。

学校药圃厂的位置属于郑州市郊姜砦的一个小村庄，是一个夜晚随便抬起头就能看到满天星星的空旷之地。冬季风沙大，夜里刮风，早上起来，就会发现盖在自己身上的花被子变了模样：被子不管之前长啥样，现在通通落满了沙尘，变成了灰黄色被子。至于花被子上的那些"花儿"，早已经被沙子、尘土遮盖起来，变成了"羞答答的玫瑰静悄悄地开"。到了夏季，则是蚊虫多。没有蚊帐，同学们就把干草点起来熏蚊子。夏季的一天，正在药圃厂轮值的几个同学听说建文电影院星期天要放电影《狼牙山五壮士》，便集体跑去看了场电影。谁知，电影看完后，原本晴朗的天空却突降暴雨，真是六月天小孩儿脸。既没带雨具，又没地方躲的同学们都还没从壮怀激烈、斗志昂扬的革命电影情绪中走出来，于是干脆就冒着大雨一路急奔冲回了药圃厂。

1961 年国庆，河南省卫生厅组织汇报演出（当时，河南中医学院隶属于河南省卫生厅），河南中医学院的两个班都准备了节目。一班，

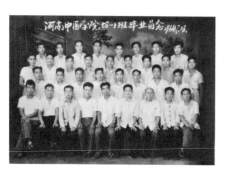
河南中医学院 58-1 班毕业留念

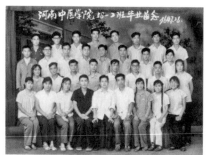
河南中医学院 58-2 班毕业留念

也就是张磊所在的调干班，准备的节目是小品《58年建设好，仙女想下凡》，名曰"七仙女下凡"。二班准备的节目也是小品，题目是《我家有台缝纫机》。

准备节目时，一班犯愁了：仙女下凡，得有七个女生表演啊，可班里女生仅有两位，严重不够，怎么办？几位组织节目演出的同学计上心头，分了两步走：除向二班求援外，又找了本班的几个男生凑合着上台了。汇演结果是：河南中医学院一班的"仙女下凡"舞台效果最火爆，震住了所有评委和观众。以至于汇演结束两天后，同学们居然还能在学校以外的场合听到这样的笑谈："中医学院有个'仙女'要下凡，把人统统吓跑了。"

六年寒窗，尽管有过缺吃少穿的日子，却丝毫不影响大家积极乐观的态度、团结进取的精气神儿和打断骨头还连着筋的同窗之谊，回忆起来，满满的都是幸福和快乐。张磊说，能够遇到这么好的学校、这么好的老师和同学，是他人生的幸运！

四

对于张磊来说，河南中医学院的六年，是他对中医学有了全新认知的六年，也是对他人生有着里程碑式意义的六年。

河南中医学院创建伊始，从全省各地选调了一批人品学问俱佳、理验俱丰的名家担任授课老师，其中就有石冠卿、黄养三、邵经明、张望之、赵清理等令今天的后辈看起来相当"奢侈"的豪华组合。

被誉为"谦谦君子""苍生大医"的石冠卿是国家首批选定的名老中医之一，是张磊一生极为推崇的恩师和前辈大家，无论为学还是为人，都影响张磊至深。

石冠卿7岁入私塾读书，国学基础深厚。18岁时，他投师于清丰县名医、清末廪生梁向荣门下学医，22岁悬壶乡里，名震一时。石冠卿临证每以小方轻药愈沉疴顽疾，疗效神奇；用药力求"要而不繁，专而不杂"，每增损一药，必反复斟酌、丝丝入扣；所书处方少则五六味，多则八九味，鲜有超过十味者。他尝谓："用药如用兵，贵精而不贵多。为医诊病，最忌广罗原野，以求侥中。"并认为方药精练，既可提高医生辨证的准确性，又能节约药物，减轻患者的经济负担。

石冠卿从教时，值中医高等教育刚起步，师资、教材均匮乏，他撰写《内经素问选注》帮助学生研习《内经》，并为组建、发展中医基础教研室（2001年改为中医基础理论学科）呕心沥血，使该学科后来成为河南中医学院实力雄厚的科室。他治学严谨，常教导学生要重视经典学习，精研《内经》，熟读《伤寒论》和《金匮要略》。强调只有学有所本，探得真谛，理论透彻，才能辨证精确；了解诸家之长，博采时方，融会贯通，才能学以致用，用药灵活。

"文革"后恢复高考，中医教育有了研究生教育。石冠卿古稀之

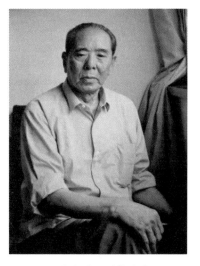

一代名医石冠卿先生

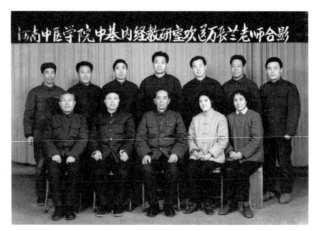

石冠卿（前排中）、张磊（前排左二）、洪素兰（前排右一），既是师生三代，又是中基内经教研室的同事（摄于1979年）

年，仍走西安、访成都、过重庆、抵武汉，调研兄弟院校的情况，并亲自撰编研究生教材（该教材多年来一直为研究生《内经》课程教学使用），坚持为研究生上课，为河南中医学院中医基础理论和《内经》硕士点做了开创性的工作，被奉为业界楷模。

邵经明，生于清末辛亥，历甲子，壬辰卒，寿逾百岁。弱冠业医，毕生八十余年。原河南中医学院院长郑玉玲评价他："幼怀济世之心，秉超悟之哲。学博、术精、善教、德高。其学，勤学思善，刻苦不倦，熟识《内经》《难经》，精研《金匮要略》《伤寒》《甲乙》《外台》，博采针灸诸家之长，穷原竟委，验之临床，创'邵氏针灸流派'，享誉医林。其医，研理务精，师古不泥。工于汤药，尤擅针术。疗效卓著，救治病者无数。其教，厚积薄发，语言诙谐。视徒若子，倾心相传，授学不吝，传技把手。闻者彻悟，学者尽得。桃李芬芳，名家辈出。其德，以《大医精诚》为训，常怀大慈，或坐堂接诊，或造访病家，贫贱富贵，皆如至亲。"

这个"豪华阵营"的老师们不仅自己治学严谨，教起书来也是相当严谨。一则，这个"豪华阵营"的老师们全都接受过正统的儒家教育，犹记"学子少小好动，心性不定，未入正道，师不可惰而不严。《三字经》云：教不严，师之惰。严者，非怒也，非厉也，不惰也。不惰者，尽心也，必果也"的《师道》古训。再则，这些老师自己本就是名医，深知学习中医可谓是"粗之所易，上之则难"，学医要先"读书明理"，方能精益求精的道理；更何况，对学生负责，也是对患者负责。因此，他们虽课下与学生的关系都颇为亲密，但对学生的学业要求却极为严格，容不得半点敷衍。

学医要先"读书明理"，老师们强调的这个"理"就是《内经》《伤寒论》《金匮要略》《难经》等中医经典，中医辨证论治的思维方式尽在其中，是中医的理论基础。

学中医为什么要先学习这些晦涩难懂的经典呢？打个比喻吧。《射雕英雄传》的主人公郭靖不是跟江南七怪学了 15 年武功吗？可逢到真刀实枪和人过招时，立马败下阵来。但就是这个"笨"郭靖，后来被马钰、洪七公稍微一点拨，居然练成了盖世武功。主要原因之一是江南七怪的武功原本就不是上乘，再加上讲课不得其法，于是，郭靖始终也没悟出武功要义在哪里，自然是难成气候。但正规军出身的马钰就不一样了。他并没教郭靖一招半式的武功，只传授他一些内功基础。结果半年之后，郭靖"本来劲力使不到的地方，现下一伸手就自然而然地用上了巧劲；原来拼了命也来不及做的招数，忽然做得又快又准"。

半年扎实的基本功训练胜过 15 年苦练的花拳绣腿。故清代名医吴仪洛说："夫医学之要，莫先于明

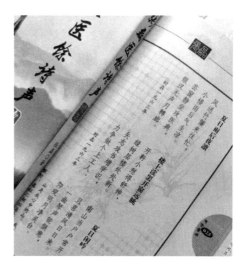

张磊诗作

理，其次则在辨证，其次则在用药。理不明，证于何辨？证不辨，药于何用？"

对于中医来讲，经典就是"武功要义"、基本功。可学好经典绝非一朝一夕之事，更不是一蹴而就的事情，需要刻苦勤奋和时间积累，并联系实际反复强化、不断训练，只有如此才能把经典留在脑子里，做到了然于胸，而后才能领悟、理解和运用。所以，这些老师以"经典要背、多背经典"为教学原则，不仅要求学生要全文背诵经典，还提出"每天要有朗朗读书声"的学规，并经常突击检查学生课业，有时甚至三五天就是一个小考。考什么呢？背诵功夫只是其中之一，必考的还有对经典的解读、理解，对药学的顿悟，甚至于对切脉的感悟等等，以至于同学们经常私下打趣说："想偷懒都不容易！"

也正是在老师们的谆谆善诱和严格教导下，数十年后，河南中医学院的58届学子中出了不少享誉河南乃至国内的中医名家。

在这种积极的学习氛围中，抱着来河南中医学院深造学习、精进医技的张磊自感生逢其时，在正确的时间、正确的地点遇到了最合适的师长。

> 风送竹帘来往忙，
> 小楼雨后气生凉。
> 芸窗静坐攻医典，
> 银汉无声月转廊。

这首诗作于1963年，是张磊在夏日的一个雨后夜读时偶作的，恬淡、满足的心境跃然纸上。张磊入学时已近而立，无论年龄还是记忆力，显然不占任何优势，要想不落队，唯有比他人多下苦功夫。他也深知自己一人在外求学，父亲、妻子的付出及对自己的殷盼，自己学不好，将来都无颜回乡面对他们。因此，他常以"囊萤""映雪"的故事勉励自己刻苦读书。他在校园里捡了几块板材钉了一张小板凳，每日凌晨四五点钟即晨起诵书，春夏就在校园的石榴树下、庄稼地里借着微弱的灯光背书，冬天就跑到学校露天的锅炉旁借光背书。

人吃五谷杂粮，哪能没有个头疼脑热的？可说来也怪，张磊每次生病都在周末，逢周日必愈。张磊自小生活的乡村，地处偏远，条件艰苦，他儿时得过一种寄生虫病——丝虫病，病时淋巴结肿大伴发热，虽经治疗症状解除，但受当地卫生及医疗条件所限，并未痊愈，留下了病根，时有反复。至郑州上学后，寒窗六载，反复数次。不过，每次发作都在周六，先是腿肿，而后发热，有时高热竟至39℃以上，眼瞅着是要请病假的节奏了，可每次都是待至周日下午，烧必退。张磊自个儿想想也觉得有趣，便跟同学开玩笑："想请病假都没有理由！"

"橘生淮南则为橘，生于淮北则为枳。""三月茵陈四月蒿，五月砍来当柴烧。春秋挖根夏采草，浆果初熟花含苞。"世间万物皆有其时，同一种药材，在不同的地点种植，在不同的时节、不同的时辰采摘，药效就会大为不同，这是现代科学仪器也无法测出的神奇，也为人类探索本草的奥秘留下了无限的遐想空间。在学校的药圃厂，张磊亲身体会到了万物生长变化的神奇，也在时间赋予药材的千变万化中，在与时间的相处中感受着天地之精华——本草的双面诡谲，在碾药、制药、炮制的过程中，在喟叹中华本草天时、地利、人和统一之后达到的最高境界时，也令他对中华医药的辨证哲学智慧更加敬畏与叹服。同时，张磊亦深感"药能活人，亦能杀人，生死关头，间不容发"，更觉医者肩之重担，"夫医药为用，性命所系"，用药岂敢不慎欤！

六年寒窗，张磊由于学习刻苦、勤奋，成绩优异，年年都被评为"四好学生"、一等模范。至今，已是国内著名妇科专家的同班同学门成福还对他背诵《汤头歌诀》的功夫津津乐道："我们同学能背诵三百首，能背诵五百首歌诀的唯张磊耳。"

张磊和同学比赛背诵《汤头歌诀》的故事，至今仍被58级同学们口口相传。那是 1959 年秋天的一个星期天，张磊和同学吕靖中相约在宿舍比赛背"汤头"，俩人整整比赛了一上午，最终，张磊以背出近 500 个"汤头"胜出，而"汤头"里除了课本上的，还有张磊自编的。

在河南中医学院"早临床、多临床"的提倡下，五年级时，张磊就和同学们一道开始阶段性实习，主要在当时中医实力较为雄厚的开封市中医院等地市中医院跟师实习。

开封，作为七朝古都，是国务院首批公布的 24 座历史文化名城之一。战国时期的魏，五代时期的后梁、后晋、后汉、后周，以及北宋、金等七个王朝都曾建都于此。北宋时期，开封作为国都，是中国政治、经济、军事、科技、文化、商业和城市的中心，也是当时世界上最繁华、面积最大的都市。当时就已经有安济坊等安置、救治贫民患者的免费医疗机构。《和剂局方》即是当时设于北宋首都开封（东京）的太医局所属药局编撰。南渡后，药局改为太平惠民局，《和剂局方》便改为《太平惠民和剂局方》。《太平惠民和剂局方》是全世界第一部由官方主持编撰的成药标准，书中许多方剂至今仍广泛用于临床。新中国成立前，开封市作为河南省的省会，河南省政治、文化中心，中医资源丰富，实力也最为雄厚。

张磊实习时，有幸跟了好几位名医学习，自感"开眼"，学习、收获了很多宝贵经验。

60 多岁的名医石稚梅（男）老先生，家学渊源，他的父亲石一梅就是开封名医。石稚梅原来是开封市第一人民医院的大夫，开封市中医院成立后被调至开封市中医院工作。他名气大、老病号多，开封市第一人民医院担心他调走后会影响医院病源，因此，石稚梅刚调走时，医院曾一度对外瞒着这条信息。

张磊在石稚梅处跟师实习时，亲历了这样一个病例：一位三四十岁的妇女，体胖，畏寒，小便频数清长，曾在别处用温药数剂，无效。求诊于石稚梅后，石稚梅望闻问切，而后让实习生开处方。实习生见这位患者怕冷，便断定她是虚证，用了温药。石稚梅笑了，他说此人有湿，应用健脾利湿的淡渗药。遂开药三剂。患者至家，服第一剂后，尿量即增大；三剂服完，病证全失。张磊深为叹服，后来张磊自创的临证八法中的"疏利法"就是在石稚梅"淡渗法"的基础上继承并发展而来的。

已过六旬的王晓甫，也是当地名医。王晓甫在给学生们讲解疗疮用药经验时，还讲了一个故事。那是新中国成立前，王晓甫行医时，曾遇到一位专治疗疮的老前辈，很多难以治愈的疗疮到他那里，轻松就被搞定。旧社会的卫生、医疗条件差，得了疗疮，如果不及时治疗，往往朝发夕死。王晓甫想求他的秘方，便经常找这位老前辈吃饭、聊天。一段时间过后，老前辈称家里有事，遂向王晓甫借钱。借了大约一百块大洋后，有一天，老前辈让人把王晓甫请至家中床前，说："我大限已到，今日想与你了却一桩心事。我知你早有求我疗疮秘方之心，我今日便把秘方传与你，你之前借给我的一百块大洋我便不再偿还。如何？"一百块大洋买个秘方，王晓甫焉能不乐意？那位老前辈也没有传人，遂把秘方一五一十、毫无保留地全部告诉了王晓甫。

原来那秘方是取木工用的水胶（也叫皮胶），用白酒炖开，待胶化开后，趁热用筷子蘸胶滴在疗疮上。疗疮遇热后会起泡儿，把泡儿挑破后，毒解病愈。老前辈还叮嘱："如果患者是穷人，疗疮起泡儿后，告诉他挑破就没事了；但若患者是有钱人，就告诉他泡儿万不能挑破，你可以再给他用一些清热解毒的药多挣点钱。"

王晓甫向同学们讲述这个故事时，还打趣说："这个秘方当初是我用一百个大洋买来的，今天，我无偿传授给你们。"

这个方子后来张磊也在患者身上用过，确实是药到病除！张磊感到神奇，还曾向一位有名的西医专家求证过西医学的解释。西医学认为，水胶属于环保化学品，有较高的黏合性，用筷子点热胶在疗疮上，确实起到了固定毒素的作用，因而会起水泡，水泡膨起后，把水放掉就好了。

大学六年级时，由于张磊是学校的标兵尖子，他被安排到了当时条件最好的河南中医学院第一附属医院实习一年。在这里，他跟诊时间最长的老师是大名鼎鼎的内科专家郭亚夫。

郭亚夫辨证灵活，理验俱丰。他治疗舌面长期溃烂的口疮患者，只用干姜粉配茶涂以舌面，患者的疼痛立即缓解，药到病除。郭亚夫向学生们强调：学习经典的最终目的是为了参悟医理，并理论联系实践，在临床上取得实际疗效；没有甘于寂寞的心境、吃苦耐劳的精神、锲而不舍的毅力，是不可能学好中医的精髓，也不可能在临证时从容辨证。

六年的大学生活，张磊感觉自己在知识的海洋中无尽畅游，每一天都有新发现，每一天都有新感悟，每一天都在进步、成长。

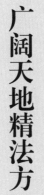

第四章

广阔天地精法方

1964 年夏，大学毕业时，品学兼优的张磊留校任教，分配在河南中医学院《内经》教研室。

1964 年 10 月，为响应中央部署，河南"四清"工作正式拉开帷幕。此时，正在给前辈老师打下手、积极备课的张磊被安排下乡，参加席卷全国的"四清"运动，接受"社会主义再教育"。

"四清"运动是 1963—1966 年中共中央在我国农村和少数城市基层发动、开展的一次城乡社会主义教育运动。运动的最初目的是为了整顿干部作风，解决干部、群众之间的矛盾，防止在中国发生修正主义和"和平演变"，巩固社会主义制度。

1964 年 10 月 16 日，在时任河南省委书记纪登奎的带领下，浩浩荡荡的车队开向河南省漯河市。工作队驻扎漯河的当晚，张磊和队员们收听广播才得知中国自行研制的第一颗原子弹爆炸成功！现场顿时掌声雷动，群情激昂，不约而同地唱起了《东方红》《没有共产党就没有新中国》等红色歌曲，一些年轻队员还结伴跑到刚刚建成使用的漯河大桥上，冲着奔流不息的沙河大声呼喊"中国万岁"，祝福伟大的祖国繁荣昌盛。

1945 年 8 月 6 日，在世界反法西斯战争即将胜利之际，美国飞行员保罗·蒂贝茨驾着飞机在日本广岛投下一颗代号为"小男孩"、重约 4.1 吨、威力相当于 2 万吨当量的原子弹。巨大的蘑菇云升起，瞬间毁灭了一座城市，也让所有期待着和平之光的人们心中升起了一片巨大的乌云：原子弹，究竟带来的是和平，还是人类史上最可怕的灾难？

1949 年中华人民共和国成立后，美国为巩固自己在亚洲的地位，不止一次对中国进行核威胁。仅 20 世纪 50 年代，中国就曾三次面临美国直接的核威胁。美国现已解密的档案文献也清楚地显示：在危机和战争中考虑对中国使用核武器，是美国外交和军事战略的重要组成部分。

面对美国当权者不断对中国进行的核威胁，毛泽东意识到：为什么美国当权者动辄就要向我国进行核威胁？为什么美国敢于这样做？就是因为我们中国没有原子弹、氢弹及其运载工具，中国没有核遏制力量，没有同样的打击报复手段，没有抗衡的力量。

为了应对美国这种肆无忌惮的挑衅和威胁，中国政府决定制造自己的原子弹。

1958 年 10 月 16 日，中国人民解放军国防科学技术委员会成立，聂荣臻元帅任主任。也是这一年，"中国第一堆"——中国第一座重水反应堆启动成功。共和国的核装置实现了零的突破，中国原子能科学研究院成了中国自力更生发展核事业的苗圃和摇篮。

1959 年 6 月，赫鲁晓夫单方面撕毁了关于援助中国研制核武器的协定。次年 8 月，苏联专家全部撤走，带走了重要的图纸资料，设备材料的供应全部断绝……

此时，毛泽东发出"只有一条路，自己动手，自力更生搞出原子弹"的口号，指出："赫鲁晓夫不给我们尖端技术，极好，如果给了，这个账是很难还的。"

自此，中国的核武器研制完全进入自力更生时代。为了永远记住赫鲁晓夫毁约停援这个耻辱，勉励自己知耻而后勇，自强不息，科研人员把研制原子弹的代号定为赫鲁晓夫 1959 年 6 月毁约停援的日子：596。

彼时，共和国正处于经济最困难的时期，中国人勒紧了裤带，自力更生、艰苦奋斗、科学务实、团结协作，用陈毅元帅的话说就是："中国人就是没有裤子穿，也要造出原子弹。"在全国各部门、各地方及人民解放军的大力协作和积极支援下，在广大科技人员、干部、工人的艰苦努力下，中国原子弹的研制工作大跨步地向前发展：1963 年 3 月，完成第一颗原子弹的理论设计方案；11 月 29 日，铀工厂生产出第一批合格产品；12 月 24 日，同步聚焦爆轰产生中子试验成功。

1964 年 1 月 14 日，我国生产出第一批合格的浓缩铀，即铀 -235；4 月，加工出第一套原子弹上用的核部件；6 月 6 日，在研制基地，爆炸试验了一颗准原子弹（除未装核材料以外，其他均是未来原子弹爆炸时用的实物），取得理想的效果。为下一步正式原子弹的爆炸成功打下了基础。

1964 年 10 月 16 日，中国取得了第一颗原子弹爆炸试验成功的辉煌成果。中国政府宣布自行研制原子弹爆炸的同时，也向国际社会承诺：绝不首先使用核武器。这是迄今为止全球五个核大国中唯一一个做出的核安全承诺。

这是一个国家、一个民族走向自主、自强、复兴之路的高度自信与情怀，实乃大国气象！这样的大国气象，又怎能不令每个中国人为之雀跃、振奋？

直到第二天，当工作队浩浩荡荡开进项城县城，进行为期一个月的"四清"工作集训时，大家都还沉浸在这种血脉贲张的兴奋中。

在项城打了一个月的地铺，接受了政策学习、业务培训后，中医学院工作队被分成两组，入驻项城丁集滕营村工作。按照规定，"四清"工作队员驻村后，不能住在村干部家，要自带被褥与穷困群众同吃、同住、同劳动（哪家穷住哪家，工作队按照略高于当地的伙食标准向入住家庭支付伙食费），所以，张磊与邢成堂、唐全山、王素琴这一组四人刚入驻滕营村后（抗日战争时期就参加革命的组长邢成堂，时任河南中医学院办公室主任；唐全山是河南中医学院马列主义教研室教师，王素琴是河南中医学院行政管理人员），由于不熟悉村中情况，不敢贸然入住，他们先把女教师王素琴安排在一户老乡家中住下后，邢成堂便领着张磊、唐全山在村委会的一间粮仓打地铺暂时安顿下来。接下来的几天，邢成堂他们三人一边跟群众一起劳动，一边向群众了解：村里哪户人家既穷困又政治上可靠，等选好了入住对象后，才分别住进了三户农家中。

但令张磊没想到的是：第一天早饭就把自己"吓住"了。

滕营村以王姓居多，张磊入住的这户王姓人家虽然并不富裕，但却热情好客。在那个又红又专的年代里，家里住进了工作队，对普通人家来说既是一种荣誉，更是组织对他们的信任。所以，招待组织来人的第一顿饭，这户老实巴交的庄稼人可谓煞费苦心，他们东拼西凑准备了"四菜一汤"的早餐：水豆腐一碗、青菜炒千张一碗、自家腌制的咸菜一碗、凉拌蔓荆菜根一碗（蔓荆菜根就是芥菜根，芥菜是自家菜地里种的），面汤，主食是杂面馒头（那时白面极少，杂面馒头、高粱窝窝头是河南人餐桌上最常见的主食）。

主家原本是好客，可刚接受过"四清"培训教育，被各项政策、法规"武装"过头脑的张磊却不敢下筷了：眼下正是困难时期，家家能吃上饱饭就不错了，哪会这么奢侈地准备这么多菜？很明显这是专门为他们准备的饭菜，这饭菜如果动了，他们就是违反了工作队的纪律条令，性质就严重了，是要犯错误的。

眼看着客人不下筷，主家着急了："这可都是家常菜啊，怎么不吃啊？我家里的石磨坏了，请石匠来'锻磨'（方言，意即修理磨损的石磨），这是招待石匠准备的菜，并不是单独为你准备的。"可张磊心里还是忐忑，始终未敢动那些"大菜"，最后，只吃了杂面馒头，夹了几筷子咸菜，喝了一碗面汤，就赶紧开溜了。

在组长邢成堂的组织安排下，张磊他们白天跟着群众一起参加劳动，组织群众学习，教群众唱革命歌曲，听取群众意见，晚上则清理账目。在这种工作作风的影响下，村民们渐渐跟工作队队员们越来越亲近，有什么体己话也愿意跟工作队队员诉说、交流，所以，"四清"工作最初在乡村的开展极为顺利。

按照规定，工作队队员是不能长期待在一个住户家中吃饭的，要不定时地轮换一次。张磊轮换的第二家住户属于"贫农"（根据当时中国农村阶级划分标准，"贫农"是农村中的半无产阶级，土地不足或没有土地，占有不完全的农具，须租用土地耕种或出卖部分劳动力维持生活），因为家贫，连条像样的裤子都没有。且因为这户农家的"房产"只有一间小屋，所以，兼具"厨房""饭厅""客厅""卧室"，甚至猪圈等所有功能，同时，各种"味道"也兼具。床是用土坯砌的，锅灶就在床前，床下是猪圈，不时还能听到床下的小猪在哼哼。

虽然生活条件和卫生条件极差，但这家女主人的手擀面却做得极好，那也是张磊的最爱。用小麦、黄豆、红薯干磨的面粉擀出来的面条，软滑中带着一点筋道，临出锅前放上一撮泡洗好的芝麻叶，再浇点炒熟的葱花，那味道香得能让你走上二里路打个饱嗝后，还会忍不住地咂巴嘴。

滕营村虽穷困，但村里人皆好客、擅做饭。家里来客，一定要招待客人吃顿饺子，无论荤馅、素馅，包进去的都是乡亲们的心意；中午开饭，家家都是芝麻叶手擀面条，那香味从村头飘到村尾，对于路过此地且不凑巧赶上这个饭点的外乡人来说，简直就是一种折磨。

经济困难时代，红薯是滕营村的基本粮食，"红薯面、红薯馍，离了红薯不能活"。为了能把单一的红薯吃出花样，滕营村人在研发的道路上可谓前赴后继，红薯馍馍、红薯面条、红薯疙瘩、红薯干、红薯丸子，道道做法都是滕营村人长期奋斗的智慧结晶。而"研发红薯美食"的这个过程，在物资匮乏的年代，既饱了口福，又为几乎没有娱乐的生活增添了几丝色彩。

滕营村不远的集市也比较特别，逢到开集，老百姓都是天不亮就去赶集，天亮即散，当地称为"鬼集"。张磊不解，请教当地人才明白，原来村民们趁着天黑赶集，是为了不影响白天干活儿，两全其美。

从 1964 年秋到 1965 年初夏，张磊在滕营村待了近一年。这一年来，他和乡亲们同吃、同住、同劳动、同学习，一起犁地、收麦，一起

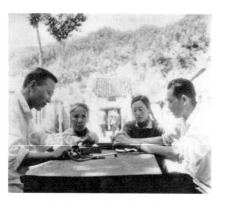

张磊（左一）为乡民诊病

推磨、赶集，劳作之外还帮乡亲们治病。在此过程中他体会到了贫穷百姓的艰辛，也更敬重滕营村村民虽布衣蔬食，却"不戚戚于贫贱，不汲汲于富贵"，乐观豁达、善良淳厚的品质，因而深深地爱上了这块土地和生长在这块土地上的人民。

1965年初夏，待了近一年的工作队就要离开了，和工作队队员已经亲如一家的滕营村人舍不得工作队走，于是，就像送别当年的解放军一样，工作队临走前的那天晚上，家家户户灶台上都放着工作队队员从此以后梦里都想着、念着的飘着芝麻叶香味的手擀面和甜香如蜜的红薯面馍馍。

一蔬一饭里藏着四季轮回，也藏着人世间的悲欢离合，谁说美食不是因为藏着情感才更加令人想念的呢？

第二天，乡亲们流着眼泪送别工作队，工作队队员也是一步一回头，就这样，乡亲们把工作队送到了村外的河边，久久地站在村口，直到再也望不到工作队的身影……

二

1965年秋，河南中医学院与新乡市济源县达成"伸腿"办学协议，在该县设立下冶公社、克井公社两个教学点，由中医学院向两个教学点派驻教师。张磊被分到下冶分校任教，主讲《内经》。

河南中医学院下冶分校设在山区，属太行山脉，四面环山，林壑尤美，"若夫日出而林霏开，云归而岩穴暝，晦明变化者，山间之朝暮也。野芳发而幽香，佳木秀而繁阴，风霜高洁，水落而石出者，山间之四时也。朝而往，暮而归，四时之景不同，而乐亦无穷也。"

风景虽美，但由于当时尚没有进行商业开发，没有盘山公路，交通并不是很便利，山上都是羊肠小道，崎

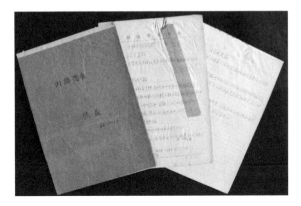

张磊的备课讲义

岖不平。到了晚上，路人绝迹，普通人家都不敢外出，生怕有老虎、豹子等野兽出没。

下冶分校属于半耕半读性质，全校师生上午上课，下午巡回医疗，农忙季节就集中时间参加集体生产劳动。

张磊曾两次随学生一起到距离下冶分校有一百多华里的王屋山上参加集体劳动，每次一个月时间，主要任务是加工矿井用的"架木"和盖房子用的橼子。按照规定，加工"架木"、橼子，不准伐新树，只能用他人伐过的树木余材做原料。由于山上树木较多，因此伐木剩下的余材也多，足够用了。

师生们每次上王屋山劳动都是徒步而至。有一次，东方欲晓，师生们就背着行囊，唱着革命歌曲，雄赳赳气昂昂地从学校出发了。刚开始大家还不觉得累，但随着山越来越高，道路越来越崎岖难行，再加上天气较热，每动一下都汗流浃背的，大家的步伐也就越来越慢，走到黄昏时刻，离驻地尚有十多华里的时候，一些同学已经累得几乎说话都没气力了。一位女同学累得实在走不动了，就坐在半山腰的石头上哭着说："从早上天刚亮就赶路，这都走了一天了，我实在走不动了，你们走吧，别管我了。"可师生们哪能丢下自己的同伴呢？便都聚在女同学身边轮番劝说，甚至还带着一丝"恐吓"："山里有老虎、豹子，我们都走了，

你一个人在这里，不害怕吗？你不怕老虎、豹子跑出来把你吃了呀？"就这样，在哄劝、"恐吓"中，最终，师生们成功地"挽救"了差点掉队的队员，得以继续进山。

山里的房屋有土坯砌成的，也有石头垒成的；有的建成两层，下面一层养的是骡子、马这些牲口，上面一层住人，地板上铺一层高粱秆就是卧室了。

进山后，师生们就住在了半山腰建有"两层楼"的山民家里。山民好客，很快就腾出了房间，让师生们住在了"小楼"的第二层。师生们住在这个两层楼上，觉得很新鲜，虽也因为不时可以闻到骡马的粪便味、听到骡马的嘶叫声而有些不习惯，不过待时间长了，反倒觉得这也是山里生活的一个小乐子了。

在山里劳动、生活，对平原地区来的张磊来说，是第一次，无异于接受了一次再教育，或者说是一次人生的洗礼。

山里的路不好走，有时一段是羊肠小路，又一段是只能勉强容下一个人的阶梯式的、狭窄的石板陡坡，有时还要沿山壁而行，脚下时而鹅卵石，时而石板，难行之极，更何况还要扛木头、搬运货物！在山上劳动那些天，师生们每天都需要把从山上伐下并加工好的木料送到山下的一个运输集散地，往返40华里，还要经过八里长的漫山坡和十二里长的河道（当地人把这段路程叫做"八里坡""十二里河"）。坡，陡峻有余而平坦不足；河，险滩常有而恬静不常有。山路崎岖，着实难走，扛着一根重达五六十斤的木料沿着这样的山路走一趟，肩膀都是肿的，但没有一个人叫苦叫累。

有一天上午，一位同学在劳动时，用锛头锛木头却不小心锛到了自己脚上，顿时鲜血直流。师生们给这位同学做了简单包扎后，发现伤势不轻，就赶紧用简易担架抬着他下山救治。可因为山路实在难行，等大家把"伤员"抬到山下卫生院时，天都已经黑了。

交通的不便自然也造成了山里人缺医少药的窘况。山民得了病，由于得不到及时治疗，造成病情延误甚至拖成重病、大病的不乏其数。

下冶分校的学生基本上都是山里娃，他们日常生活的艰苦也由此可想而知，但条件的艰苦不仅没有泯灭这些山里娃积极向上的人生态度，还练就了他们吃苦耐劳、淳朴宽厚的品性。劳动时，他们总会冲在最前面，并帮助从平原地区来的老师们尽快熟悉地形、环境。张磊自幼家贫，深知生活的艰辛与不易，然而与这些山里娃朝夕相处、共同生活后，他才切实感受到：生活，对每一位处于底层的老百姓来说，都是极不容易的。他既感念山里学生求学、生活的不易，感佩这些山里娃吃苦耐劳的精神，也越发珍惜自己能够有授人以渔，为山区百姓培养合格的医生，使其将来可以为山区人民服务的机会。

令张磊感动和难忘的还有山民的淳朴、善良。有一次，张磊和一位老师上山，适逢天热出汗多，走着走着口渴了，便向路边的山里人家寻口水喝。山里人虽贫穷却都极好客，见到讨水喝的陌生人，必定要在水里放几勺子蜂蜜。水是原生态的山泉水，蜂蜜则是自家采的，张磊他俩喝在嘴里，甜在心里。山里人嘴巴笨，不会说什么客套话、应酬话，却用这最醇厚的情意打动着每一个进山的人。

那年月，虽然物资匮乏、生活贫困，可人与人之间的情感却最为单纯，没有算计，无须沟通成本，有的只是"人之初，性本善"。

通常，在寻找木料前需要先派"先遣队"物色木料，在山里打探一番再决定。张磊仗着年轻，也想锻炼一下自己，有一次就自告奋勇独自承担了"侦察"任务。可执行任务那天，张磊才发现，一个人即便是白天在山沟里行走也是需要胆量的。

那时候是不讲商业开发的，所以山上植被繁茂，郁郁森森，简直就是一座天然氧吧。但由于生态保护得好，也没有盘山公路，因此山路较为难行，人迹稀少，故而野兽也会时常出来遛个弯儿、撒个野。张磊那天在山里一个人走着走着忽然发现脚下有兽粪，蹲下来一看，发现兽粪居然还是热的，吓得张磊冷汗都出来了：这儿前不着村后不着店的，连个同伴也没有，万一蹿出个野兽，可就完蛋了。但又退无可退，张磊也只能硬着头皮往前走了。不过，人在急中还是能生智的，后面的路，张磊选择了一边唱山歌，一边甩鞭子。这样做一则是给自己壮胆，一则也是给想出来遛弯儿的野兽提一个醒：有人打此路过，你还是老老实实在自己的窝里待着吧。

上山参加集体劳动，不仅可以视作一次磨砺心志的"野外生存训练"，还可以视作一次难得的"免费旅游"机会。

王屋山林木繁茂、山势巍峨，以雄、奇、险、秀、幽著称于世，因《列子》载"愚公移山"的故事而家喻户晓，汉魏时是道教十大洞天之首，道教主流"全真派"的圣地。

由于王屋山的原始地质风貌完整，系统地反映了古大陆增生、拼接和裂解的全过程，详细地记录了25亿年以来华北地区地壳的海陆变迁过程，所以，王屋山又被称为是一部记录于石头上的、天然的"地质史书"。

山里的风景不同于平原，景色往往于秀美之间更添坚毅、挺拔。许是要跟着太阳生长的缘故吧，山里的树几乎都不是笔直的，而是呈歪歪扭扭状，各种造型都有，甚至两棵挨得很近的树也是不一样的扭法，倔强、任性到极点。

在山上劳动时，张磊他们不仅登上过主峰——老爷顶，体验过"一览众山小"的气势，有次走在半山腰居然还发现了一个大溶洞。宽大呈十字状的洞穴内，石花、石柱、石笋、石幔等钟乳石景观造型令人惊叹，洞内虽凉爽，但已无滴水。洞内面积较大，能容纳数千人，大家都打趣说，倒是用来做"防空洞"的好地方。后来，听当地百姓说，因此洞的钟乳石奇景不多见，老百姓认为如此奇景只应天上有，便把此洞命名为"王母洞"。

春季，山上到处是野花、野葱、野菜，随手采下一把带回住处，或凉拌，或爆炒，或拌面粉蒸之，既能补给蔬菜的不足，又能带给舌尖、味蕾别样的享受：既有"疏影横斜水清浅，暗香浮动月黄昏"的清雅绝丽，又有"春露雨添花，花动一山春色"的惊艳风情，令人难以忘怀。吃着上天恩赐的、在城市平原地区都吃不到的"野"味，张磊和其他老师常常感叹：人间美味也不过如此啊！

除了教书、劳动，张磊每天都要带领学生巡诊、实践、采药，为乡亲们送医、送药。在下冶近一年时间里，张磊带着学生跑遍了周围十里左右的所有大小村庄。

在崎岖山路上辗转、跋涉、采药，为乡亲们送医、送药的过程中，张磊不仅深刻体会到山区人民生活、就医的不易，也见到了不少"怪"病，为他积累了宝贵的临床经验。

1966年4月的一天，张磊带着学生巡回医疗时，正赶上6级大风，气温偏低，他们在半山腰的一个窑洞里见到了一位特殊的乡民：这位五十余岁的女乡民当时正独坐窑内纺棉花，汗流满面，口水外流，棉袄大襟已经被口水沤成了浆板样，地上吐湿了一大片。张磊甚为惊讶，询问详情才知，原来这位患者的丈夫去年病故前一个月，她曾因护理丈夫操劳过度晕倒过一次，自那以后便口吐清水，口水逐渐增多，难以咽下，每日能流1～2碗。自觉口水发凉，咀嚼不利，四肢无力，手足冷并发麻，心悸，脘腹时有疼痛，胃纳减少，每餐只能吃一碗稀粥，形体瘦弱，精神萎靡，自汗、盗汗。

张磊听完患者的自述，再看她舌质淡、脉虚大，便诊断她为脾肾阳虚，脾不摄津，廉泉过开之证。因其劳倦所伤，又未及时治疗，以致阳气大虚。《灵枢·根结》曰："少阴根于涌泉，结于廉泉。"《血证论》曰："是唾者，脾不摄津之故也。"

张磊遂用桂附理中汤加减，处方：炒白术12g，党参12g，黄芪30g，干姜9g，肉桂9g，制附子12g，益智仁9g，陈皮4.5g，藿香3g，半夏12g，伏龙肝澄水煎药。

4日后，张磊巡诊再至其家时发现，患者服上药2剂后，即口水大减，自汗、盗汗基本停止，口硬、腹痛、手足凉等症均减轻了。

能够用自己的力量帮助困难群众，并为他们解除疾病的困扰，张磊感到这就是毛主席倡导的"为人民服务"精神，是一个医者的价值所在，也是一个医者的无上光荣。

三

1966年5月，正当国民经济的调整基本完成，国家开始执行第三个五年计划的时候，一场长达十年、给国家和人民造成严重灾难的"无产阶级文化大革命"爆发了。

"文革"开始后，正在下冶教学、巡回医疗的张磊和其他老师们被河南中医学院紧急召回。

一个衣箱、一个书箱，两个箱子都是张磊用废旧木板自己钉的，这就是张磊的全部家当。1966年7月，当张磊拎着他的全部家当返校后才发现，一切都变了。

机关不上班，工厂停工，城市中到处是大字报和游行队伍；每个人的胸前都挂着一枚印有毛主席头像的像章，上衣口袋里揣着一本毛主席语录。人人要背诵"老三篇"（《为人民服务》《纪念白求恩》《愚公移山》）和毛主席语录。开会前，必须要唱《东方红》，或者背诵"老三段"（毛主席语录中的几段）；领结婚证、举行婚礼要背诵毛主席语录；有的地方甚至连买醋打酱油，也要背诵毛主席语录。

中医学院的学生们闹革命，已经不上课了，图书馆封了，高音喇叭不分昼夜地播放着红色歌曲和革命口号。学校师生分为两大阵营：造反派和保守派。两大阵营形成的两大战斗队因为立场不同而不停地辩论、贴大字报，抢占高音喇叭向对方喊口号、示威。

张磊观察几天发现，不管是造反派还是保守派，革命立场其实并没有什么不同，都是为了"保卫毛主席，保卫党中央"，因此两个阵营的划分多少有点为了不同而不同的性质。辩论嘛，听来听去基本也是为了辩论而辩论，换句话说，就是为了吵架而找理由。

在争斗还没升级到"武斗"的"文革"前期，辩论是主流。河南中医学院内不仅本院的两大阵营在对抗、辩论，跟外单位不同阵营的辩论团队辩论的事情也时有发生。有次和河南省话剧团的辩论团队辩论，结果是中医学院的学生惨败而归。

学校里面搞辩论，大街上也处处有辩论。张磊有次刚出校门，就撞上了一个工人与一个路人双方因为斗争观点不同而展开的口水战。眼看辩论已经引起了里三层外三层的围观，造成出行不利、交通拥堵，张磊实在忍无可忍便上前劝架。谁知刚开口说了两句话，也不知哪句引起了对方的不满，对方就掉转过头，把斗争的矛头转向张磊，张磊还差点因此挨了打。

但如果"辩论"仅停留在口头，很明显是不足以留下"历史"的印记，更不足以震慑对方的，白纸黑字的大字报才更能表达自己拥护的阵营、立场。单位要贴，个人也要贴。贴大字报需要糨糊，糨糊是什么做的？面粉。看着满大街、满校园的大字报，挨过饿、遭过罪的张磊有点心疼，这得浪费多少面粉啊！尤其是得知中医学院有一天上街贴大字报用的糨糊，足足耗费了一千斤面粉（各种粗粮掺在一起的混合面粉）时，张磊感觉心都要疼死了！

然而，这还只是开始，渐渐地，"文革"开始升级，"文斗"上升为"武斗"，老师变为"臭老九"，工宣队、军宣队进驻学院，开始清查、批斗有历史遗留问题人员，学生组成的红卫兵也加入到批斗老师的队伍中。

当时的河南中医学院，相当一批名医、名师因为有过旧社会的从医经历，被检举出有历史遗留问题的不在少数，批斗、罚跪、认罪、游街就成了他们的"文革标配"。当这些受过完整的私塾教育、读孔孟之道长大的名医、名师，脖子上挂着"臭老九""封资修"的牌子被游街示众时，他们想竭力保存的最后那点尊严也丧失殆尽。张磊曾亲眼看到一名学生嫌昔日的老师姿势没站好，还上前踢了几脚。人心不古，师道不复！

到处是打砸抢，到处在"破四旧"，随时随地都有可能被批斗。处在这样的环境中，梦想着"经世致用"，"上可以疗君亲之疾，下可以救贫贱之厄"，利泽苍生的张磊，其心情是无法用准确的言语表达的，孤独、落寞、失望、难过、心痛等等，所有正常人该有的情绪他都有。可是，他知道，他无法改变时局，他唯一能做的就是坚守初心，不做亏心事，不愧对每一位同事、朋友、师长。

十年动乱中，我国几乎所有的传统文化都被视为"四旧"，统统被破坏、被颠覆。张磊曾收藏有一部包括伟大的植物学家、《植物名实图考》的作者吴其濬在内的清朝举人、状元等的考卷诗合集，那是张磊父亲的一位好友送与张磊的，张磊一直视为珍宝，随身携带，他还记得合集中收录有老乡吴其濬"山月照弹琴"诗一首。可惜，因为担心会被革命小将查抄，这部书后来被张磊自毁于疾风暴雨式的"文革"中，成了张磊一生的憾事。

值得庆幸的是，无论这个世界如何错乱、分裂，总是需要医生的。所以，虽然阶级斗争进行得如火如荼，张磊还能见缝插针偷偷地学习，从未间断读书、做笔记，更从未拒绝过任何一个找上门来求诊的患者。

"文革"期间，为贯彻落实毛泽东主席提出的"把医疗卫生工作的重点放到农村去"的指示，张磊曾先后被派往河南安阳县曲沟大队、安阳县天喜镇、洛宁县"五七大学"等地为当地培养赤脚医生，主讲《内经》《中医基础理论》，每天都带领学生巡诊，认药、采药。

在长期为基层群众治病的过程中，张磊有几点感受颇深。

一、中医治病可以最大化地方便群众。无论行走在田间还是在患者家中，没有脉枕，把患者的胳膊搭在自己的大腿上，就可以为患者把脉、诊病了。

二、医生的基本功过硬，关键时刻，一根针、一把草就能救人。

三、"全心全意为人民服务"绝不是一句口号、空话，而是要实实在在地体现在：不仅要为群众治好病，还要让群众少花钱，甚至是不花钱就能把病治好。恰如一千五百多年前，南齐·褚澄所说："世无难治之病，有不善治之医；药无难代之品，有不善代之人。"这不仅是对医者医术的考验，更是对医者医德的考量。

1975 年 4 月初，河南中医学院在驻马店泌阳县赊湾公社搞"开门办学"，张磊被派去当教员，带着 73 级同学（工农兵学员）继续承担为贫困地区培养赤脚医生、送医送药的任务。

在每天带着学生为赊湾公社的社员巡诊时，张磊发现，当地社员患胃病和妇科病的居多，发病症状基本相同，便萌发了为患者免费研制药片、免费发放的想法。这个想法很快得到了工作队的支持，大家反复商讨、研究，最后决定针对社员的普遍症状，由张磊开具处方并带领学生利用课余、休息时间加工生产出两种中成药，定名为"胃舒片"与"带症片"，免费送给患病社员服用、治疗。

两张处方都是张磊在调研当地药材的基础上开具的，算是就地取材。"胃舒片"由三种中草药组成，"带症片"则由椿树根皮、蚌壳、翻白草、车前草等九味中草药组成，从采药、炮制到加工生产全程由张磊带领学生自力更生、自采自制。

4 月底，生产"胃舒片"与"带症片"的工作正式开始。

为了采药，张磊带领学生跑遍了赊湾公社的田头、地边，在河里找，在地里寻。采药制药既是一项体力活儿，也是一项技术活儿。就拿蚌壳来说，首先要到河里采集，从沙子里一个一个地扒拉出来，然后要把蚌壳洗净晒干，再经过火炼，最后碾成细面儿。

采椿树根更是费力。正在生长的椿树根是不能挖的，要寻找伐过的椿树根。挖的时候，要先刨很深很深的大坑，如果遇到较大的椿树根，还需要很多人手才能挖出来。把椿树根挖出来后，还要剥皮刮皮，把外边的粗皮刮掉，再熬成膏。

为了保证疗效，其中一部分中草药还需要熬成浸膏。那时候，农村还没有全部通电，更没有液化气，家家都靠烧柴草做饭。熬膏需要耗费大量柴草，但又不能向老百姓伸手要，怎样才能自力更生解决燃料问题？为此，张磊和同学们开了好几次会研究、商讨，后来，终于想出一个既不给组织和老百姓增添任何负担，又不影响制药进程的解决办法：自己到麦田里拔麦茬或者到山里拾掇些废弃的树枝做燃料。

刚开始拔麦茬，张磊和同学们没有经验，都是中午顶着大日头来到地里干活儿。此时已入夏，麦茬经过暴晒又焦又脆，一拔就断。失败乃成功之母，经过摸索，大家后来改变了策略，把拔麦茬的时间改在了早晨，燃料问题得以顺利解决。不过，拔麦茬是个苦差事，好多人被锋利的麦茬扎破了手，刺破了脚，汗水也浸湿了衣衫，不过，看看身后的柴堆如小山一样傲然耸立，大家脸上都笑开了花儿。张磊看着这个场面，顺口吟诗一首："红光满面映朝霞，为制药膏拔麦茬。一颗红心两只手，师生奋战开新花。"

6月13日，一切准备就绪后，熬膏开始。一大早，大家就按照分工，忙得不亦乐乎。周围老百姓知道后，也都赶到现场观战。当天下午三点，熬膏工序完成，紧接着，开始最后一步：制成药片。

制片过程中，有时用土法，有时用机器。当时，赊湾公社卫生院有一台制片机，买来后一直没有使用，而张磊和学生们也没有使用过这种机器，就一边学一边干。由于不熟练，刚开始用，总感觉机器不听使唤，怎么也打不出片来，摸索一段时间后，才慢慢地找着了感觉。制片工作一般是在晚上进行，机器没有马达带动，张磊和同学们就用人力绞着开动。绞片时很费力气，一个人绞不了多少药片就没劲儿了。经过实践，队伍里就数张磊绞得最多，一口气能绞200片。

奋战了两个月后，六月底时，两万多片"胃舒片"与一万七千多片"带症片"终于成功出炉！经过对上百名患者临床试验，两种药片疗效显著，尤其是"带症片"，有的女患者服用100片即告痊愈，而一位重

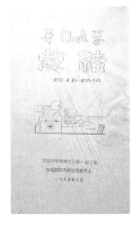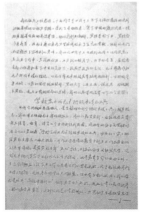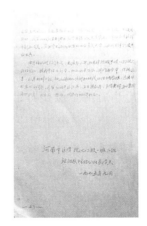

赊湾公社开门办学的工作总结，被73级同学岳顺卿保存至今

症患者服用 500 片后也告痊愈。消息一出，远在百里开外的老乡也纷纷赶来取药。

此一役告捷，大大鼓舞了张磊与同学们的积极性。后来，他们又在张新庄大队开展了一次更大规模的采药制药活动。与上次"战斗"稍有不同的是，这次战役，他们发动张新庄大队群众，打出了"大人小孩齐上阵，多快好省，土法上马，人人做贡献"的口号，发动群众一起加入到采药制药的队伍中来。事实证明，这个策略非常成功，因为由于广大群众的积极参与，不到一周时间，就采集中草药 3890 斤，打了一个大胜仗。经过分型、加工炮制后，根据现有药物，张磊本着既能提高疗效，又能节省药材的原则，进行合理配方，指导制成了对乡亲们有治疗作用的中成药 25 种，其中散剂 23 种、片剂 2 种。药品制成后，乡亲们成群结队前来观看，看着自己亲自参与动手制成的药，乡亲们颇有感慨："看着是一堆草的东西，原来是无价宝啊！"

在赊湾公社，除了为学生传授中医基础理论知识外，每天，张磊还要带着学生巡诊，为当地群众免费诊疗、送医送药。为了更好地服务群众，方便群众，他还提出了建立家庭病床的建议。

1975 年 5 月初的一天，乡民用牛车拉来了一位三十多岁的瘫痪患者。这位患者身上长满了大大小小数不清的疙瘩，曾被诊断为"多发性神经纤维瘤"。张磊和学生们了解到，新中国成立前，这位患者的父亲患病后由于没钱医治而去世了。从此，母子三人开始了逃荒要饭的生活，他母亲由于思念父亲，双眼哭瞎，他哥哥后来也由于其他原因成了半盲。患者自五岁起就患了神经纤维瘤，生活不能自理，连吃饭都是趴在床上，全靠失明的母亲和半失明的哥哥伺候他的日常生活。张磊和学生们看到这一幕，都被深深震撼了。当晚，张磊就组织学生开会，研究如何帮助这位贫困患者治疗。由于患者家离卫生院十多华里，前来就诊不方便，住院更有困难，张磊决定在他家建立家庭病床，并根据患者的病情，结合大家的工作、学习实际情况，拿出了每隔一天为患者免费治疗一次的治疗方案（主要治疗手段是针灸，汤药为辅）。

从此，张磊带着学生为这位重症患者开始了长达四个月的免费治疗服务，每次步行往返二十余华里，风雨无阻。在一次冒着大雨赶赴患者家中的途中，张磊还即兴赋诗一首："满怀壮志去杨庄（患者住的村名），大雨滂沱路似浆。为治亲人不怕累，声声笑语随风扬。"在张磊的带领、引导下，每次去患者家里治疗，同学们都会帮助患者做些家务劳动，担水、扫地、拆洗衣被、理发，为患者端屎端尿，有时还自掏腰包为患者买药及食物。患者的母亲说："旧社会我们逃荒要饭没人问，现在你们跑到俺家给俺们治病，饭不吃水不喝，还给俺买药、买糖，干活儿不怕脏、不怕累，你们是俺家的大恩人！"

经过一个月的治疗，这位患者居然奇迹般地站了起来，且能迈开腿走十来步，大家高兴极了。但还没从兴奋的情绪中走出来呢，不久患者就由于感冒，病情又反复了。这对原本就有些自信心不足的几位同学来说，不啻是一次小伤害。张磊意识到大家的心理变化后，不断地给同学们鼓励、打气，并告诫同学们："对待患者，哪怕只有百分之一的可能性，咱们做医生的也要尽百分之百的努力。"经过四个月的精心治疗，

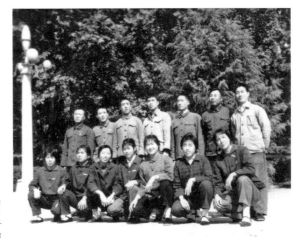

73级同学赴泌阳赊湾公社见习结束返郑后，张磊（后排左一）与同学们在郑州紫荆山公园合影

患者后来病情逐渐好转，终于站起来了！终于能走路了！1977年3月，已经回到郑州、在河南中医学院教书的张磊收到了患者的一封来信，信上说："你们把我的病基本上给治好了。你们真是党的好医疗队，是毛主席教育的好医疗队，是人民的好医疗队！"

为了让同学们更好地领悟方剂真义，张磊还经常自己编写歌诀。比如用散偏汤治疗偏头痛时，张磊认为，量的把握尤为重要。为此，他编了这样的歌诀："头之偏痛治颇难，幸有散偏汤可安，一两川芎五钱芍，二钱香附五分芷，草柴李一芥子三，继服八珍以保全。"

在赊湾公社"开门办学"期间，张磊发现：湿温初期有恶寒时，适当加点香薷等芳香辛微温类的药物，既能发汗解表，又能祛暑化湿，对于疾病的治疗能起到事半功倍的效果。同时，他还吸取当地老中医的临床经验，并结合当地实际情况，就地取材，如用当地的白扁豆花化湿消暑，用南瓜花清利湿热、消肿散瘀以解湿滞，达到表里分解，使病邪由营透气，由气达卫而解，杜绝邪陷心包的效果。后来，当时在公社卫生院住院的几例乙脑患儿，入院时高热恶寒，嗜睡困倦，时恶心呕吐，时抽搐神昏。经中西医结合治疗，无一留有后遗症。

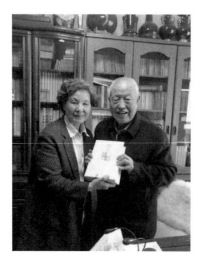

如今，已年过七旬、经常在国内外讲学、义诊的73级学生洪素兰（左）还会经常至恩师家中聆听恩师教诲

张磊送给到赊湾公社实习的73级学生洪素兰的一首诗

在泌阳赊湾公社"开门办学"快结束时，泌阳连降大雨，山洪暴发，板桥水库崩坏，发生了特大洪水灾害。因山洪暴发，洪峰奔腾直泄，赊湾公社附近的一条大河河水猛涨漫溢，赊湾公社面临险情，离公社八里路远的一个庄子地势最低，也最危险。危急时刻，张磊加入了抗洪抢险队伍，接受的第一个任务就是带领几位同学到这个庄子动员群众撤离、转移。张磊明白，此一去一旦洪水暴涨也许就回不来了，但是时间紧、任务急，他已经顾不上想其他的了。

张磊带着几位同学冒着大雨，一路小跑地进了庄子。最初的动员很顺利，群众很快撤离险区。张磊带着同学又赶回公社准备接受新的任务。孰料，撤离之后的干部、村民见预报的洪水并没有来袭，当天下午便又陆陆续续回到了村庄。他们回村不久，暴雨就倾盆而降，大水也汹涌而至，渐渐灌入村庄。张磊再次临危受命，前去疏散受灾群众。

张磊带人到达灾区时，不停地在涨的河水已经灌入村边，有些民房被泡塌。此时，一些群众还是心存侥幸，认为洪水不会包围村庄，不愿离开自己的故居。无奈，张磊便带人挨家挨户地劝说、做工作，在大家的努力下，最终，群众安全撤离。可是群众刚脱险，洪水却步步紧逼，把张磊这些抢险队员们包围住了。此时，一片漆黑，张磊他们赤着脚跑步突围，连续突破了数道洪水险区，张磊还差点被洪水冲走！好在有惊无险，最终，大家冲出了洪水的包围，安全到达公社所属的村大队。

这样的抗洪抢险经历，使张磊不仅"经了风雨、见了世面"，并尽自己所能解救了全村百姓，他觉得值得自己一生为之骄傲。

第五章

执教临床偿夙愿

"我所说的中国革命高潮快要到来……它是站在海岸遥望海中已经看得见桅杆尖头了的一只航船，它是立于高山之巅远看东方已见光芒四射喷薄欲出的一轮朝日，它是躁动于母腹中的快要成熟了的一个婴儿。"这段话，出现在毛泽东《星星之火，可以燎原》一文中，文中对中国革命高潮的展望曾激励着无数共产党人为了新中国的成立抛头颅、洒热血。新中国成立后，这段话也曾激励着张磊为建设新中国而努力学习、上下求索。

十年动乱，打乱了社会秩序，阻碍了那一轮"东方已见光芒四射喷薄欲出"的"朝日"的上升。张磊对此曾犹疑过：那只"站在海岸遥望海中已经看得见桅杆尖头了的""航船"还能否再度扬帆起航？那"躁动于母腹中的""婴儿"何时才能成熟？然而，当他被派到贫困山区、乡村当教员，与当地百姓同吃同住同劳动、为当地培养赤脚医生、为贫困山区送医送药时，一个医者的价值却时刻在告诫、提醒着他：无论处于何种情势，百姓的生死大于天！他不知道动乱什么时候结束，但他可以肯定的是：自己的医术是可以缓解、祛除患者的痛苦，可以济世活人的。他愿意竭己所能去守护一方百姓，让他们跟着自己一起，"站在海岸遥望海中已经看得见桅杆尖头了的"那只"航船"再度扬帆起航，看着那"躁动于母腹中的""婴儿""快要成熟了的"样子！

从 1964 年中医学院毕业留校后，张磊一直主讲《内经》和《中医基础理论》，再加上二十余年临床经验的日渐丰富，张磊更感《内经》的博大精深和对临床的重要指导意义。其间，他还参与编写了《中医基础理论》教材。

《内经》为中医理论之渊薮，后世医家虽然在理论上多有创建，各成一家之说，但就其学术思想的继承性而言，无不发轫于《内经》。如果说，上中医学院之前，张磊对《内经》的理解是"昨夜西风凋碧树，独上高楼，望尽天涯路"，那么，六年中医学院的专业学习，张磊对《内经》的理解则变为了"衣带渐宽终不悔，为伊消得人憔悴"。而现在，随着临床经验的日渐丰富，张磊对《内经》的理解则渐渐到了"众里寻他千百度，蓦然回首，那人却在灯火阑珊处"的意境了。

由于张磊理验俱丰，在授课时，他能够结合实际病例，把中医的经典条文、理论讲解得深入浅出、通俗易懂，也因此颇受学生们的喜爱和尊重。

张磊结合当时大家通读的马列著作，讲病因时，就讲外因是变化的条件，内因是变化的根据，外因通过内因而起作用；讲脏腑关系时，就讲对立统一观点。过去讲人与自然的关系时，只讲自然环境、气候对人的影响，人只能被动地适应自然，不讲人的主观能动作用。毛泽东在《实践论》中有这样一句话："马克思主义的哲学认为十分重要的问题，

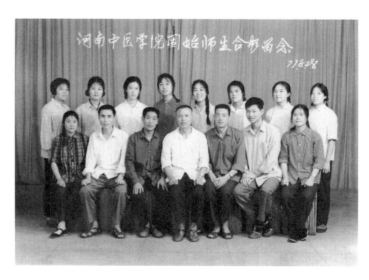

河南中医学院固始师生合影，前排中为张磊

不在于懂得了客观世界的规律性，因而能够解释世界，而在于拿了这种对于客观规律性的认识去能动地改造世界。"后来，张磊在讲课时补充了这个内容，学生就比较容易理解了。

单纯讲"营卫协调功能"和"三焦气化"等中医基础理论很抽象，同学们往往理解不通、不透。有一次在"开门办学"时，张磊遇到一位患者，身上不管哪个部位只要被人碰一下，就会出现红肿，数分钟自行消失。平时挑水肩肿、走路脚肿（当时夏天穿棉鞋防触碰），心情烦躁打孩子则巴掌肿。用手在皮肤上轻轻划一下，随之就会出现红肿的迹象，稍停一会儿，红肿即消失。患者自述，在家担水时肩就肿，走路时脚就肿，与气候变化无关，生产队安排他在打谷场看场，赶鸡子，赶鸡子跑快了脚也肿。患者曾去省、县级医院检查，西医诊为血管神经性水肿，也叫巨大荨麻疹，和荨麻疹的机制类似，曾以抗过敏药、维生素、葡萄糖酸钙及激素类治疗均无效。

望患者形体，有些虚浮（不是浮肿），饮食、睡眠、二便均正常。张磊辨证后，认为患者属营卫不和，三焦气化失常之侯。遂投以桂枝加葛根汤合小柴胡加龙牡又加徐长卿、丹参与服。处方：桂枝9克，白芍9克，柴胡9克，黄芩9g，党参9克，清半夏9克，丹参15克、葛根12g，徐长卿30克，生龙骨30克、生牡蛎30克，甘草6g，生姜9克，大枣4枚，水煎服。

服至13剂时，已基本痊愈。全身浮肿之象已去，能担水、能走路，能干一些劳动活儿。

阴赖阳以化生，营卫不和，三焦气化失常，则阴无以化生，便会引起水肿，本病无寒证、无痛痒，唯搔之则肿起，旋之消失，证候比较典型。故以桂枝汤调和营卫，小柴胡汤调解三焦气化，加葛根以解肌，加丹参以活血，加徐长卿以消肿，加龙、牡以敛气。诸药合用，共奏阴阳协调，上下通和，表里畅达之功。

张磊结合此病例，现场教学，同学们很快就能理解"营卫协调功

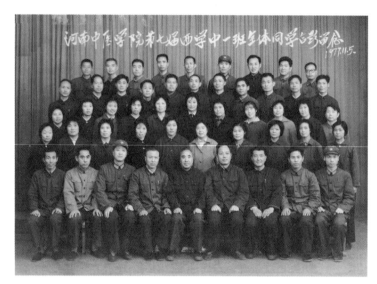

河南中医学院第七届西学中一班全体师生合影，前排左四为张磊

能"和"三焦气化"的理论了。

在讲到"治病必求于本"的原则时，张磊也是通过生动的病例使学生们很快就明白了如何通过辨证、立法、用药三个环节，达到治愈之目的。

那是1973年，焦作某化工厂一位五十多岁的锅炉工人，因劳动后用装过化学漆的铁桶储存的水加温后洗澡，次日即感不适，先是小腿肿，继之大腿浮肿，数日，整个右下肢肿胀欲裂，疼痛难忍。当地医院先诊为"过敏"，后诊为"栓塞性静脉炎"，曾用多种抗过敏药物和消炎药物，辗转月余，症状不见减轻，建议截肢。患者不同意手术，随后就诊于河南中医学院。张磊和另一老师会诊，根据患者病情的发展，认为这位患者是劳后汗出肌疏，感受水湿之邪而致。由于水湿之邪瘀阻经络，压抑脉道，郁而化热，郁而致瘀，瘀和热是病之标，湿是病之本，此属湿脚气之重证。摸清其本质，随后下药治疗，以鸡鸣散加减投之。患者服第1剂后即觉见效；经加减服至30剂后，能下地行走；服60剂

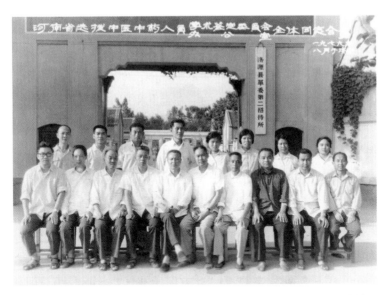

河南省选拔中医中药人员学术鉴定委员会办公室全体合影，前排左五为张磊

后，基本恢复正常，欣然返回原单位，继续服中药治疗。随访3年，健康如常。此治疗期间，未用任何西药。

"书要多读，理要精通，自知不足，勤学莫止。"这是张磊自己总结的行医心得。

中医临床遣方用药特别重视药量的大小变化，这是中医学长期积累的实践经验。我们常看到一张处方上，有些药竟用一两至数两，而有些药只用一钱或数分。这种药量的大小悬殊，决不是无原则、无目的地乱用，而是辨证处方，据证用药，或大或小，或多或少，皆有规范。

处方中之小量，是说一张处方中多数药量是大的，而少数药量则较小。在什么情况下使用较小的药量呢？也没有绝对规定。张磊后来分享的自己的临床经验，让很多学生、中医初学者都受益良多。

比如，他说，反佐宜用小量。有些大寒或大热的证候，若单用"正治"法，就容易发生格拒现象。为了避免这一现象，就要在大剂温热药中加入少量寒凉药，或大剂寒凉药中加入少量温热药，以反佐之，起到诱导引药深入、不致药性与病性发生格拒的作用。反佐用小量，除药味少、量也小以外，还有药味少而量非小的含义。所谓小是与大量寒凉药或大量温热药相对而言，如白通加猪胆汁汤，方中猪胆汁和人尿并非小量，但与温热药相比，量仍是小的。左金丸重用黄连之苦寒泻火、降逆止呕，少佐吴茱萸之辛温以开郁散结、下气降逆，用吴茱萸就是反佐法，但量是小的。

升提中气宜用小量。治疗中气虚而下陷，根据"陷者举之"的治则，在补中益气药中加入升麻、柴胡以引中气之陷而上升，疗效颇佳，但升、柴用量不宜大。如出自《傅青主女科·正产肠下》的补气升肠饮（人参一两，生黄芪一两，白术五钱，川芎三钱，升麻一分），升麻只用一分。傅氏解释方义曾说："此方纯于补气，全不升肠，即如用升麻一分，亦不过引气而升耳。盖升麻之为用，少则气升，多则血升也，不可不知。"从临床经验来看，升陷剂中升、柴用量虽然不能局限于一分，但确实不宜过大。

疏利气机宜用小量。凡气机因腻滞而不畅者，皆宜用小量理气之品以疏利之。如滋补剂中用小量理气药以宣畅呆滞，祛湿剂中用小量理气药以鼓荡气机。莫看用量小，作用甚大。

同学们由衷地说："这样毫无保留的临床经验分享也只有在张老师这里才能听得到。"

二

1976年10月，十年"文革"结束。

1977年9月，教育部在北京召开全国高等学校招生工作会议，决定恢复中断十年的全国高等院校招生考试，以统一考试、择优录取的方式选拔人才上大学。这次具有转折意义的全国高校招生工作会议决定，恢复高考的招生对象是：工人农民、上山下乡和回乡知识青年、复员军人、干部和应届高中毕业生。会议还决定，录取学生时，将优先保证重点院校、医学院校、师范院校和农业院校，学生毕业后由国家统一分配。

与过去的惯例不同，1977 年的高考不是在夏天，而是在冬天举行的，有五百七十多万人参加了考试。虽然按当时的办学条件只录取了不到三十万人，但是它却激励了成千上万的人重新拿起书本，加入到求学大军中去。

高考制度的恢复，使中国的人才培养重新步入了健康发展的轨道。

教师不再是"臭老九"，学生们也终于可以拿起久违的课本，重返校园，教室里终于又响起了朗朗的读书声……祖国的春天来了！

由于业务精良、人品正直、医德医术堪称楷模，1977 年 8 月 12 ～ 18 日，张磊作为中国共产党十一大党代表参加了在北京召开的"中国共产党第十一次全国代表大会"。至今，张磊还保留那张记录着他无上光荣的红色的代表证，代表证中还夹着一张蓝色的、写有"瞻仰证"字样的纸条，那是张磊在毛主席纪念堂瞻仰毛主席遗容后留下的纪念。

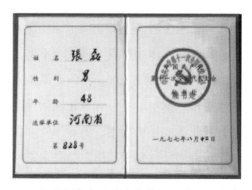

张磊出席中国共产党第十一次全国代表大会的代表证

那一年，北京、天安门、人民大会堂、毛主席纪念堂的记忆，让张磊珍藏了一生。

1978 年，中国共产党第十一届三中全会做出了实行改革开放的新决策，启动了

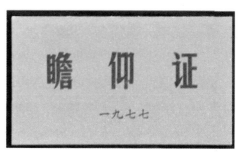

瞻仰证

农村改革的新进程。

祖国大地呈现出一派欣欣向荣的景象。

这一年，为了照顾两地分居的张磊夫妇，河南中医学院领导把胡国英从固始老家调到了郑州，安排她在学院当了一名清洁工。常年分隔两地的夫妻俩终于在郑州有了自己的"小窝"，还在上学的老五张登荣也跟着母亲转到郑州上学。

这一年，张磊治愈的一例小便不通的病案被很多医家奉为经典案例。

患者为一个六岁半的小女孩。某日白天去电影院看电影，两部片子，时间较长。欲解小便时，其小姑让她憋住。过一会儿由于内急太甚，其小姑只好带她出去小便。但因其小姑急于回去看电影，故未到厕所，小姑便让患者在墙角处小解。患者小便尚未排出，其小姑又催促带吓唬，结果小患者吓得小便未能排出，只好又继续跟着小姑进影院看电影。回家后，该小患者小便点滴不出，痛苦不堪。其家长先请一位中医开出中药通利小便之剂，不效，遂紧急入某医院住院。

这位六岁半的小患者在住院治疗期间经检查并无器质性病变，开始用导尿管还能导出小便，但导尿管一拔出，小便就点滴不出，用速尿剂也不行。如此十余天，患者始终未见好转。

一天，患者家属经朋友引荐，求诊至张磊处。听患者介绍上述情况后，张磊思其理，认为患者是肺气壅滞、肝失疏泄而致升降失常、膀胱气闭、小便不通。遂采用提壶揭盖法治之，以冀"上窍开、下窍泄"。方为：麻黄 3g，杏仁 6g，升麻 4.5g，柴胡 3g，生白芍 9g，牛膝 9g，生甘草 3g，水煎服，药下须臾，探吐，遂即尿液畅通。

患儿出院后，张磊又以补气养阴兼疏利之剂，药用生黄芪 15g，生白芍 9g，干地龙 6g，怀牛膝 9g，琥珀 1g（冲服），滑石 9g（包），冬葵子 6g，生甘草 3g，水煎服，数剂，病儿痊愈。

"我用此法也是有来历的。吾读陈修园书时，其癃闭诗曰：'癃闭似

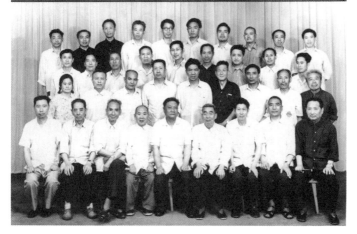

《河南中医》杂志编委会第一次会议合影，第二排左二为张磊

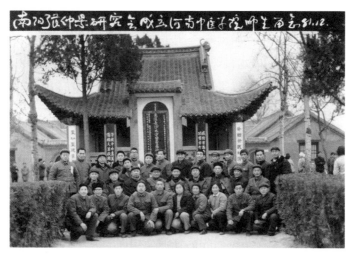

南阳张仲景研究会成立时河南中医学院师生合影，后排左七为张磊

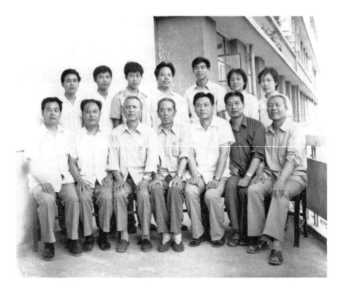

1982年河南中医学院中基内经教研室的全家福，前排居中者为石冠卿先生，左三为张磊先生

淋点滴无，只求利水法全迁。柴升探吐针机转，麻杏行阳阴气濡。肾气龙腾泽自沛，通关云合雨时敷。二冬杏菀参桑白，海蜥荸荠亦可需。'并释曰：'……又有巧法以施。譬之滴水器，闭其上而倒悬之，点滴不能下也。去其上之闭，而水自通流，宜以补中益气汤提之。即以此药再煮服尽，以手探吐，顷刻即通。而更有启其外窍，即所以开其内窍之法。麻黄力猛，能通阳气于至阴之下。肺主皮毛，配杏仁以降气，肺气下达州都，导水必自高原之义也。'"

陈修园是清代著名医学家，他在书中提到的乃是"提壶揭盖"疗法，指"上窍开，下窍泄"，也就是"欲求南风，先开北牖"的方法。张磊说："假若我没读此书，没记此法，这个病患我恐怕很难治愈。"

1983年3月初，"文革"后先后任河南中医学院《内经》教研室主任，医教部副主任、主任，教务处副处长、处长，并以"方精、药少、量小、疗效好"而蜚声中原杏林的张磊，忽然接到河南省委组织部的任命，调至河南省卫生厅担任副厅长，主抓中医、妇幼、人事、药改，并负责机关党委工作。

从一线医务人员忽然转至副厅岗位搞行政工作，一开始，张磊也是有些不适应的。但身为中国共产党党员的张磊，第一，要服从组织决定；第二，敏感的他意识到：中医一向在野不在朝，但组织上既然任命他这个中医一线业务人员从政，也说明了组织上对中医的重视。因此，张磊又把副厅长这个岗位作为一个新的学习目标，很快投入到了新的岗位环境中。

渐渐地，张磊发现，新工作、新岗位的技术难度是可以征服的，但对于人情的拒绝却是需要更大勇气才可以做到的。

他的一位老同学路过郑州办事，从老家带了一箱苹果给他，被他退回；在一家县级医院任院长的学生到郑州看望他这位老师，带了两瓶酒，被他退回；他的一位部队上的同学送他两瓶香油，被他退回；他带着卫生厅的工作人员下乡调研，按照规定领了当地卫生部门发给他们的出差补助。可回到厅里，张磊却发现厅里财务部门又发重了一份补助后，便带头退了补助，在他的带动下，其他随行人员后来把补助全部退回；到各地市检查工作，他会提前告知办公室不搞宴席接待；他最开心的是去泌阳检查工作时，吃的是当地卫生局食堂的工作餐……

为此，张磊得罪了不少人，但是他心底坦荡。张磊说："古人云：'君子有三乐，而王天下不与存焉。父母俱存，兄弟无故，一乐也；仰不愧于天，俯不怍于人，二乐也；得天下英才而教育之，三乐也。'又云：'君子不虚行，行必有正也'，此乃正道也。"

虽然得罪了人，但实则大多数人也并不真的怪罪张磊，主要还是因为他本身就是个严于律己的人。

张磊夫妇共生育有五个孩子，张磊当了副厅长之后，他并没有以权谋私，为自己的孩子谋取过任何私利。至今，他其中的三个孩子都还在固始老家务农、行医。老四张登峰后来参军离乡，复员后考上了河南中医学院徒弟班，五年毕业后被分配在河南中医学院第二附属医院工

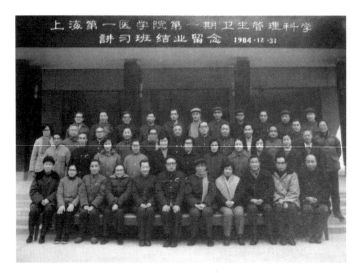

上海第一医学院第一期卫生管理科学讲习班结业合影，三排左二为张磊

作；跟随母亲进城的老五张登荣后来没有考上大学，先是进入一家印刷厂当工人，后来又到河南省肿瘤医院下属的服务公司当了一名普通的服务员。

1984年，张磊到上海学习，火车抵达真如车站。下车后，他先乘公共汽车赶到市内后，发现离目的地上海第一医学院还比较远，为了节省资费，他就肩背行囊，步行走到学校。在上海学习的半年，他只花了八角钱。

"诗声如人生，磊落又光明。为官最清廉，行医济苍生。"老同学王立忠这样赞誉他。

"张老从政时两袖清风，从不谋私。退休时，家中几乎没有什么存款。然而，固始老家的乡亲找张磊治病，他不仅给乡亲治病，还管吃管住，乡亲离开，并不富裕的他还要往乡亲口袋里塞些盘缠。"河南中医学院第三附属医院主任医师周友龙说。

"富贵不能淫，贫贱不能移，威武不能屈，此之谓大丈夫。"

河南省卫生厅副厅长一职，张磊做了五年。这五年，也正是改革开放的中国社会、政治、经济发生日新月异变化的五年，医疗机构在西医学得到迅猛发展的同时，也悄悄地发生了变化：中医阵地越来越小，在农村尤为突出，之前一直占据着最大的农村市场的中医逐渐萎缩，甚至在河南大部分农村地区，连一家正规的县级中医院都没有；由于国家对中医院的资金投入不够，一些中医院为了生存发展，只得中西药一起上，用西药的比例大大超出中药，即使中药方也往往将不应该用的贵重药也开上，造成了很大浪费。

这样的局面也导致了一系列的问题发生：一是中药药材质量差；二是中药炮制不规范；三是中药制剂有限制（膏、丹、丸、散难以配置，致使医生难以随证使用）；四是中医药剂人员多非正规医药学校毕业，也不是老中医药师培养的徒弟，尤其在基层更是如此。

无论行走在田间还是在患者家中，没有脉枕，把患者的胳膊搭在自己的大腿上，大夫就可以为患者把脉、诊病；关键时刻，一根针、一把草就能救人；真正按中理论方法辨证治疗，药价非常低廉，百姓看病并不贵。这些都是中医治病最大化地方便群众的体现。但如今，

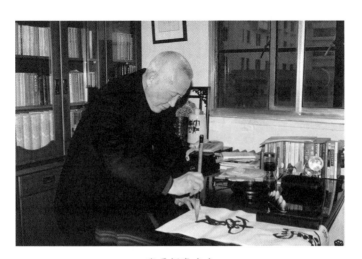

张磊挥毫言志

连方便地服务群众的阵地都没了，还谈何服务群众、弘扬国粹、体现中医特色？

中西医各有所长，亦各有所短，只有齐头并进，才能更好地为老百姓提供良好的健康保障。

鉴于此，在做了长时间、大量的调研工作后，张磊建言献策，提出了"盖庙请神"计划：先在河南省内各县建立中医院，"盖庙"；然后引进优秀的中医药人才，"请神"。对中医院给予政策保护，建立合理有序、良性循环的人才培养通道。

在张磊的力推下，短短数年，河南省内各县都建立了县级中医院，引进了优秀中医药人才，有效提升了基层百姓的健康保障水平。

虽然行政事务缠身，但由于张磊的医术早已随着患者的口碑不断外扬，所以，五年的行政工作之余，张磊依旧给不断找上门来的患者看病。

1988 年，张磊退休。离任时，张磊写了一首诗自勉：

年将花甲意如何，
忆昔思今感慨多。
退政谁云无事事，
重操医技镜新磨。

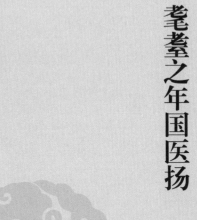

第六章

耄耋之年国医扬

1988 年，张磊从河南省卫生厅副厅长的领导岗位退下来不到一周，就重新回到诊室为患者诊疗。如今，虽已 90 岁高龄，张磊仍坚持每周一、三、五在河南中医药大学第三附属医院（原河南中医学院第三附属医院）坐诊，4 万余例保存完善的门诊医案，累计近 500 小时的影像资料，记录了张磊从医以来的辛劳。

卸下一身行政事务后的张磊，把全身心都放在了患者和学生身上。他常说："读书人学医，是一条比较好的归宿之路，我走的就是这条道。医是传统文化的一部分，古来就有'大医必大儒'之说，我虽不是大儒大医，但也算初步进入了儒和医之门。各个门类皆有其术，只有术精，才能兴业，医也不例外。"

唐代医家孙思邈曾在《备急千金要方》中感慨："世有愚者，读方三年，便谓天下无病可治；及治病三年，乃知天下无方可用。故学者必须博极医源，精勤不倦，不得道听途说，而言医道已了，深自误哉。"从 1949 年就开始行医，至今已有近 70 载行医生涯的张磊对这点更是深有体会。因为医的对象是人，人的生命至贵，岂可忽乎者哉？

张仲景曾告诫云："赍百年之寿命，持至贵之重器，委付凡医，恣其所措。咄嗟呜呼！"明代张景岳也曾说："病不贵于能延医，而贵于能延真医。"并对医术的要求也有明确之言："医有慧眼，眼在局外；医有慧心，心在兆前。使果能洞能烛，知几知微，此而曰医。"因此，张磊作自戒诗云：

日日年年诊事忙，

遣方用药费思量。

深知医道无穷尽，

岂敢轻心妄自狂。

医道是"至精至微之事"，习医之人必须"博极医源，精勤不倦"，所以，即便已是耄耋之年，张磊每日遣方之余，仍坚持读书、看报学习。

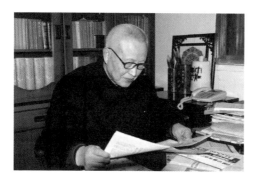

张磊遣方之余坚持读书、看报

中医书籍如汗牛充栋，不可能尽读，张磊就把自己要读的书分为精读和粗读两大类。粗读的书可以一览而过；而精读的书则要口诵心惟，反复读，正如孔子所言："学而时习之。"但精读的书也有粗的部分，粗读的书也有精的部分。这样分，既能多读些书，又能收效好。恰如他在一则读书感悟中所写：

医道精深学莫休，

学如逆水荡行舟。

书中要语多圈点，

点点圈圈心上留。

在诸多中医经典中，张磊尤为尊崇《内经》。他认为《内经》为中医理论之渊薮，为医不读《内经》，则学无根本，基础不固；后世医家虽然在理论上多有创建，各成一家之说，但就其学术思想的继承性而言，无不发轫于《内经》。根深则叶茂，本固则枝荣。他于临床上创立的"轻清法""涤浊法"等，无不源自《内经》的影响。以下是张磊的一则感悟诗：

> 内经医理太高坚，
> 日月行天照大千。
> 但愿吾人勿忘本，
> 菩提树下久成仙。

近70年的行医生涯中，张磊在认真学习经典著作，广采众家之长的基础上，不囿门户之见，勤于临床实践，不断总结得失，遵《内经》"谨守病机，各司其属，有者求之，无者求之，盛者责之，虚者责之，必先五胜，疏其血气，令其条达，而致和平"之旨，在临证中对"异病同因""异因同病""复症多因"的复杂病症，明辨求本，洞悉症结，求其所主，或攻补兼施，或温凉同进，或标本先后，或主次逆从。有常有变，知常达变，有缓有急，层次井然，皆可法可从。创立了疏利法、涤浊法、轻清法、灵动法、运通法、燮理法、达郁法、固元法等临证八法，形成了独特的"动""和""平"观学术思想。他还将自己的学术思想、临证经验整理成册，出版了《张磊临证心得集》《张磊医学全书》《张磊医案医话集》等著作，把自己的临床经验毫无保留地介绍给后学。

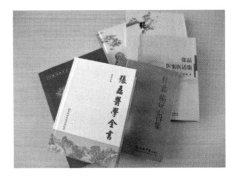

张磊近年来出版的著作

学术五观

"动""和""平"观的学术思想，即和态下的运动发展观、和态失常的疾病发生观、病证变化的动态观、动态的和平辨治观、临床治疗的"动""和""平"观。

1. 和态下的运动发展观

张磊认为，正常情况下，人与自然、人体自身都处于不断运动、变化、发展的"和态"，即人在和谐状态下的运动发展变化。自然界一切事物的发生、发展和变化，都是阴阳对立统一矛盾的结果，而且事物都是在局部不平衡的运动中求得总体平衡、生存与发展。人的机体之所以能够进行正常的生命活动，就是阴与阳相互制约、相互消长，取得统一，达到"阴平阳秘，精神乃治"的和态。人体的和谐平衡，是发展着的平衡，各脏腑、组织、器官在生理功能上相互资生、相互依存、相互制约的协调状态，即动态平衡，是"动"的"和态""平态"。

2. 和态失常的疾病发生观

运动过程中的和态，是人体生命维持正常的保证，是生命运动向前发展的基础。任何疾病的发生，都是人体生理功能和态被破坏的结果。机体阴阳、脏腑、气血、气机、营卫等失和，即发生疾病。某种病因作用于机体，使相对平衡而有序的"和态"遭到破坏，即"阴阳不调""阴阳不和"或"阴阳相失"，便产生疾病，即"和态""平态"的失常。

3. 病证变化的动态观

疾病是人体生命活动过程中的一种运动形式，任何疾病都不是静止的。在不同的发展过程，或同一发展过程的不同发展阶段，疾病的证不断发展转化，表现为不同的证候，病证是"动态"变化的。

4. 动态的和平辨治观

人体之气血阴阳等都有可能产生"不和"之处，治之之法，当为和法，"和法之制，和其不和也"。蒲辅周说："和解之法，具有缓和疏解之意，使表里、寒热、虚实的复杂证候，脏腑、阴阳、气血的偏盛偏衰，归于平复。"治疗的目的，是纠正"失和"之态，即"谨察阴阳所在而调之，以平为期"。

5. 临床治疗的"动""和""平"观

机体是动态发展的，疾病是动态变化的，证候是动态演变的，所以治疗也是随证变化的，是动态的。治疗中应用和法较多，如八法中的疏利法、涤浊法、达郁法、燮理法、灵动法、运通法均属于和法范畴。用药平和是张磊临床治疗的特色之一。又如固元法中的补元气汤，用菟丝子、山萸肉、枸杞子、补骨脂、淫羊藿，味辛甘、性温或微温，非大辛大热，温补肾阳兼补肾阴，阳得阴助而源泉不竭。谷青汤中的药物，非大苦大寒之味。疏利法选用的药物更是平淡之味，从平淡之中见奇功。

辨证六要

在"动""和""平"学术思想指导下，张磊结合临床实际，逐渐形成了自己的临证思维模式，即临证思辨"六要"。

1. 辨证中之证与证外之证，注意其杂

辨证中之证，即是临证时注意抓主症。可以从三个方面着手：一是患者只有一个病，但伴有许多症状，如失眠患者，往往有心烦心慌、头晕耳鸣症状，很显然，失眠是其主症。二是有些患者说出一大堆症状，觉得浑身都是病，患者也说不出什么是主症，对此，医生要仔细琢磨，多费心思，找出主症。三是一个患者同时患有多种慢性病，究竟是治其一，还是兼而治之，根据其具体情况，从整体出发，权衡利弊，分清缓急，遵《素问·标本病传论》"谨察间甚，以意调之，间者并行，甚者独行"之旨，做出恰当的处理。主症之外，还有许多次症，主症与次症

密切相关，是动态的，其间要注意其"杂"。

2. 辨静态之证与动态之证，注意其变

病证是动态的，不是静止的；静是相对的，动是绝对的。因为疾病是在人身上发生的，除病邪本身变动外，人体本身就是一个时刻不停的活动机体，尤其是用药以后，其证的变动更是明显。张磊说，医者不但要知"病之为病，而且要知动之为动"。证变治亦变，有是证用是药，证型决定治疗措施，尤其要用"动"的思想，分析"变"的成分及多少。

3. 辨有症状之证与无症状之证，注意其隐

在临床实践中，常有许多患者症状较之疾病滞后或提前消失，即所谓"无症可辨"，如肝病无症状性的谷丙转氨酶升高、各种肿瘤的早期阶段等，这些疾病在某些阶段往往无症可辨。张磊常根据患者的体质、既往病史，用"动"思想，观察"和态"失常多少，注意其"隐"的情况，借鉴西医学的各种理化检查手段，参照现代中医药研究成果等来寻找蛛丝马迹，进行分析，找到"隐症"，变无症可辨为有症可辨。

4. 辨宏观之证与微观之证，注意其因

所谓宏观之证，是指具有明显症状表现的证候，容易观察到，也容易辨识；而微观之证则相反，由于受条件的限制，不易辨识，不能找到疾病真正的病因所在。因此，必须把宏观之证与微观之证有机结合起来。张磊说，"各种疾病都有其致病之因"，治病求因重要，求因中之因则更重要；并说："微观能微到症之最小偏颇处，在治疗上方能丝丝入扣。"

5. 辨顺易之证与险恶之证，注意其逆

顺易之证与险恶之证关乎神。《灵枢·天年》篇曰："失神者死，得神者生也。"以脉症言，脉症相应是顺证，不相应是逆证，即险恶之证；以形证言，目光精彩，言语清亮，神思不乱，肌肉不削，气息如常，大小便不脱，虽其脉有可疑，尚无足虑，以其形之神在也。若目暗睛迷，形羸色败，喘急异常，泄泻不止，或通身大肉已脱，或两手循衣摸床，或无邪而言语失伦，虽其脉无凶候，必死无疑，以其形之神去也。临证之时，尤要注意其"逆"。

6. 辨正治之证与误治之证，注意其伤

在具体病例的整个诊疗过程中，经常会出现反复判断的情况，即使判断正确，亦需反复判断，即"动态"的诊疗。张磊不仅重视初诊，更重视复诊。他说："许多疾病，尤其是慢性疾病，很难一药而愈，往往需要较长时间的治疗才能获效。因此就少不了复诊和多次复诊的问题。初诊重要，复诊更重要，可以说复诊是认识疾病的深化过程。"对于药后加重的患者，除用药失当外，常有药性与病性相争较剧，表现为病情加重之象，必须区别对待，要慎而重之，尽量达到"平和"。对于药后出现不良反应，如呕吐、皮肤瘙痒、腹痛、腹泻等，要查其所因，各得其宜。总之，医生对患者服药后的每个变化，都须认真对待，切不可粗枝大叶，以遗人夭殃。因此，在整个治疗过程中，始终要注意"伤"字。

临证八法

长期从事内科杂病的治疗，张磊深感其杂其难，积累了一些经验，总结出治疗八法。

1. 轻清法

采用轻清上浮而又凉散的药物，治疗因风热（火）而致的头部诸多疾患，代表方为谷青汤。

谷青汤处方：谷精草30g，青葙子15g，决明子10g，薄荷（后下）10g，菊花（后下）10g，蝉蜕10g，酒黄芩10g，蔓荆子10g，生甘草6g。目珠胀者，加夏枯草；头昏重者，加荷叶；头痛重者，加川芎；头晕重者，加钩藤；鼻塞者，加苍耳子、辛夷等。

头为诸阳之会，清阳之府；风为阳邪，其性轻扬，易犯人之高颠；热亦为阳邪，其性炎上，亦易伤于人之高颠。《素问·太阴阳明论》篇曰："阳受风气……伤于风者，上先受之。"正此之谓也。人之头部疾患，热证多而寒证少，实证多而虚证少，轻清法即基于此而设。采用轻清上浮而又凉散的药物，以从其阳也，以祛除病邪。

2. 涤浊法

内科杂病中，浊阻之证较为多见，根据《素问·汤液醪醴论》"去菀陈莝……疏涤五脏"之旨，立涤浊之法。治疗浊阻之证，分为浊阻上焦、浊阻中焦、浊阻下焦三大部位，又分别施治以不同方药，属于和法范畴。

（1）**浊邪阻肺，肺失清肃方**：苇根30g，冬瓜仁30g，生薏仁30g，桃仁10g，桔梗15g，黄芩10g，海浮石30g（包煎），炒葶苈子15g（包煎），炒苏子3g，麻黄3g，生甘草6g，大枣5枚（切开）。水煎服，每日1剂，早晚各1次。用于痰、湿、热阻肺，咳嗽或咳喘，胸闷，痰多色黄或黏稠胶结难出，舌苔厚腻等。肺癌具有此症状者，亦可加减用之。

（2）**浊邪中阻，脾失其运方**：苇根30g，冬瓜仁30g，生薏仁30g，桃仁10g，制半夏10g，陈皮10g，茯苓12g，泽泻10g，炒苍术15g，炒神曲10g，栀子10g，生甘草6g。水煎服，每日1剂，早晚各1次。

用于肥甘厚味过度，体胖困倦，舌苔黄腻或白腻，血脂高，有糖尿病、高血压倾向者。

（3）肝热脾湿，浊邪积着方：苇根 30g，冬瓜仁 30g、生薏仁 30g、桃仁 10g，鳖甲 30g（包煎），郁金 15g，醋延胡索 15g，败酱草 30g，生麦芽 20g，炮山甲 10g（包煎），浙贝母 10g，夏枯草 15g，茵陈 30g，大黄 6g（后下），生甘草 6g。水煎服，每日 1 剂，早晚各煎 1 次。方中鳖甲、山甲价格较昂贵，可以皂刺、川芎、三棱代之。用于慢性肝病患者，右胁不适或疼痛，腹胀，小便黄，大便或溏或干，肝功异常、脾大等。

（4）浊在下焦，膀胱失利方：白茅根 30g，冬瓜仁 30g，生薏仁 30g，桃仁 10g，连翘 10g，赤小豆 30g，滑石 30g（包煎），怀牛膝 10g，干地龙 10g，琥珀 3g(冲)，冬葵子 15g，茯苓 10g，生甘草 6g。水煎服，每日 1 剂，早晚各煎 1 次。用于浊在下焦，久而不去，小便黄浊不利，小腹不适或会阴胀疼等。

以上病虽不同，方有各异，但病的要点在"浊"字，方的要点在"涤"字。一是证的着眼点，一是方的着眼点，只要抓住这两点，方药随证加减变化，缓缓图之，自能见效。当然也不可忽视正气虚这一点。神而明之，存乎其人。

3. 疏利法

疏是疏导，有分陈治理之义；利是通利，有运行排遣之义。选择具有疏通经络、利湿消胀的药物，治疗水湿失于输化，出现全身郁（瘀）胀，似肿非肿的经络湮瘀证候，命名为疏利法，属于和法范畴。

（1）疏补相兼方：炒苍术 10g，炒白术 10g，茯苓 10g，猪苓 10g，青皮 6g，陈皮 6g，炒枳壳 6g，炒枳实 6g，泽泻 10g，木瓜 30g，生薏仁 30g，赤小豆 30g，滑石 15g（包煎），生甘草 3g。水煎服，每日 1 剂，早晚各煎 1 次。用于脾虚失运，水湿失于输化，阻滞气机，发生全身郁胀。

（2）**行气通络方**：木瓜 30g，威灵仙 10g，白芍 10g，桂枝 10g，忍冬藤 30g，丝瓜络 30g，通草 6g，制香附 10g，生薏仁 30g，羌活 3g，独活 3g，防风 3g，生甘草 3g。水煎服，每日 1 剂，早晚各煎 1 次。用于经络气滞，运行不畅而致全身郁胀，无腹胀，无尿少。方中多为行气通络之品，且桂枝与白芍有调和营卫的作用；羌、独、防既能胜理湿，又能畅通腠理。如此，则气行络通、营卫调和、腠理畅达，而郁胀自消。此方与前方相较，前者为深一层治法，后者为浅一层治法。

（3）**化痰通络方**：清半夏 10g，陈皮 10g，茯苓 30g，炒枳实 10g，竹茹 10g，泽泻 15g，丝瓜络 30g，忍冬藤 30g，生甘草 6g。水煎服，每日 1 剂，早晚各煎 1 次。用于痰、湿、热瘀阻，经络湮瘀，水液失于输布，成为郁胀，有水肿之象者。此方为温胆汤加味而成，妙在重用茯苓，既能益脾又能渗湿，使水湿之气潜然消去。忍冬藤清热通络，丝瓜络凉血行血通络，二者伍用，能使经络中湮瘀之邪荡然无存。

（4）**疏肝健脾利湿通络方**：柴胡 10g、白芍 10g、当归 10g、炒白术 10g、茯苓 30g、薄荷 3g（后下）、制香附 15g、木瓜 30g、生薏仁 30g、生甘草 3g，水煎服，每日一剂，早晚各煎一次。用于肝郁脾虚，气机阻滞，水湿失运的郁胀证。多见于女性患者，颜面下肢浮肿，经前乳房胀，急躁易怒等。此方为逍遥散重用茯苓，复加木瓜、薏苡仁、香附子而成。使肝气得畅，脾气得运，水湿得行，而瘀肿自消。方的着眼点是疏达肝气。

（5）**化瘀通络方**：酒桑枝 30g，丝瓜络 30g，姜黄 6g，木瓜 30g，生薏仁 30g，通草 6g，制南星 10g，橘络 10g，鸡血藤 30g，当归 10g。水煎服，每日 1 剂，早晚各煎 1 次。用于水湿停滞，泛溢肌肤，夹痰夹瘀，经络不通而致郁胀证。方中药味多为宣通之品，宣可去壅，通可行滞。尤其南星伍橘络，善去经络中之风痰。姜黄为行血利气之药，具通利经脉之功。本方对于无明显脾肾虚之象，偏于经脉瘀阻者，用之较为合适。

以上几方，均为基本方，临床根据病情，可灵活加减药味及增减用量，既不失其原则，又切合病情，能充分体现中医辨证用药的精妙，方为至善。

4. 达郁法

郁证是临床常见的病证。多因郁结瘀滞，凝结不通所致。外感六淫、内伤七情、饮食失当、感受疫疠之邪等，皆能生郁。根据《素问·六元正纪大论》"木郁达之，土郁夺之，火郁发之"之理，设立达郁汤法，属于和法范畴。代表方为达郁汤。

郁达汤处方：柴胡 10g，白芍 10g，炒枳实 10g，炒苍术 10g，制香附 10g，草果 6g，黄芩 10g，栀子 6g，蒲公英 15g，防风 3g，羌活 3g，生甘草 6g。

郁要以开为先。本方化裁于四逆散、达原饮、越鞠丸，重心在肝脾，肝脾之郁得解，则邪去正安，脏和气顺。方以柴胡、苍术为君，以疏木土之郁；臣以香附、草果，助君药之用。郁则气必滞，佐以枳实以理气；郁久必生热，佐以栀子、黄芩、蒲公英以清热；木土壅郁，乱于腹内，故又佐以少量羌活、防风，既祛湿邪之胜，又可鼓荡气所之滞。白芍既可柔肝又可护阴，甘草调和诸药用以为使。若口渴，加知母；心烦，加竹叶、灯心；纳差，加炒麦芽、炒神曲；便干，加决明子；便溏，加白术、白扁豆，去栀子；恶心，加制半夏、陈皮。

5. 运通法

脾主运化，胃主受纳，脾气失运，胃气不通，出现腹胀、纳呆、食少、嗳气、大便不畅，舌苔白厚，脉呈怠缓或沉滞。根据"腑以通为顺""脾以运为健"之理，立运通之法，亦是脏腑同治之法，属于和法范畴。代表方为运通汤，凡水、湿、食、气停滞之轻证，皆可以此方加减治之。

运通汤处方：槟榔 10g，炒牵牛子 6g，草豆蔻 6g，白豆蔻 6g，砂仁 6g，茯苓 10g，炒麦芽 15g，炒神曲 10g，炒山楂 15g。可加生姜、大枣为引。

本方根据"腑以通为顺""脾以运为健"之理而立。方以槟榔、二丑，通可行滞为君；以蔻、砂醒脾畅中为臣；以茯苓健脾渗湿，以楂、曲消运化滞为佐。诸药合用，共奏运通之效。有热加黄芩，中寒胃痛气上逆者加丁香。

6. 灵动法

临床上有许多内科病宜轻而取之，若用重剂只会适得其反，遇此类病证，用具有轻灵、灵利之性的方药进行治疗，效果较好，名其曰灵动法，属于和法范畴。一般来讲，此法适于小虚小实之证，具有药味少、分量轻，或药味虽多而分量很轻的特点。药虽轻，但颇有灵动的作用，缓缓图之，渐治渐佳，属于"王道"用药。此法应用较宽，难以一方括之，故未立方。

胃气虚弱，又不耐药的患者，出现纳少、胃胀、噫气、喜暖恶寒，舌质偏淡苔薄白、脉弱等，张磊常用轻量香砂六君子汤加味，往往能取得很好的疗效。否则药过于病，有治胃反伤胃之弊。再如外邪袭肺较轻的咳嗽，视其风寒、风热不同，亦宜用灵动法治之。一是因为病邪较轻，无须重剂；再者，新感咳嗽用药宜动不宜静，否则不利于外邪外出。

推而广之，灵动法的应用比较广泛，凡用药要避免呆滞、死板，尽力做到轻灵简当。例如养阴忌纯用黏腻之品，清热忌尽用苦寒之味。前者久用易阻滞气机而碍胃，后者久用易损伤阳气，并有凉遏之虞。如此等等，当在悟中。因此法应用较宽，难以一方括之，法从证来，方自法出，有了法，就自然有方了。

7. 燮理法

燮是和、理、调之意。内科杂病中，经常遇到阴阳、气血、脏腑功能失调等病证。用调和阴阳、调理气血、调理脏腑的方法，使失调的状态恢复常态，取名燮理法，属于和法范畴。只要掌握其要领，自能圆机活泼，左右逢源，曲尽其妙。如用生熟并用的山前汤治疗慢性腹泻，一刚一柔，一阴一阳，颇具燮理之能。

山前汤处方：生山楂 15g，炒山楂 15g，生车前子 15g（包煎），炒车前子 15g。根据病情，可加入羌活 3g，独活 3g；有腹痛欲便、便后痛止者，加入痛泻药方；内有积热者，加入葛根芩连汤；偏脾虚者，加入炒山药 15g，生山药 15g。

张磊亦常用二加龙骨汤加味，治疗阴阳失调的低烧，效果也很好。其方为制附子、白芍、生龙骨、生牡蛎、白薇、炙甘草、生姜、大枣。清代陈修园赞二加龙骨汤"探造化阴阳之妙，用之得法，效如桴鼓"。此方原本主治虚劳不足，男子失精，女子梦交，吐血，下利清谷，浮热汗出，夜不成寐等证。

8. 固元法

元气是人身之根本，元气旺则身健寿永，元气虚则易罹疾患，且又缠绵难愈，往往出现正虚似邪之象。若以为外邪而治之，非也，应培补元气。此法多用于久病，或正气内夺，或正虚似邪之证。这是治疗一般元气虚弱之证，若元气大虚或暴脱，当另寻固元挽危之方药，不可不知，不可不慎。

以上八法依据病情，可单用，可合用，可交替用，贵在一个"活"字。

张磊总结自己的治病思想原则时做了这样的概括："辨病机之要，调邪正之偏；轻病轻取，重病重求；攻邪勿释正，扶正莫留邪；守法不泥法，有方若无方。"主要体现在以下四个方面：

一是凡病必辨其偏。是偏胜还是偏衰，是气血阴阳的偏胜偏衰，是脏腑的偏盛偏衰，还是邪正的偏盛偏衰，偏盛偏衰到什么程度，如此等等，只有明其偏才能纠其偏，只有纠其偏，才能得其平。

二是凡病必辨其真。疾病千变万化，往往呈现夹杂现象，但皆有其真。所谓真就是疾病的本质，只有抓住其最本质的东西，才能治得其当，迎刃而解。张磊始终遵循《内经》"谨守病机，各司其属，有者求之，无者求之，盛者责之，虚者责之。必先五胜，疏其血气，令其条达，而致和平"之旨，进行辨证治疗。

三是凡病必握其势。疾病是动态的，不同阶段有不同变化，尤其是急性病变化更迅速。有些病在用药以后，往往有新的变化。症变治亦变，就是这个道理。

四是凡病必平其心。心，包括患者之心和医者之心。人在患病之后，往往考虑得过多，尤其是大病和难治之病，更有精神方面的疾病，思想情绪很不稳定。从临床上看，因郁致病者有之，因病致郁者亦有之，遇到这样的患者，除开给有药处方外，还须开出无药处方，就是动之以情，晓之以理，使患者心得其平。所以张磊常说，医生既要开好有药处方，又要开好无药处方，方为至善。例如：一位女患者，心情烦躁，寐少梦多。因夫病早逝，伤痛久不能平所致。该患者复诊时张磊赠诗一首："陈罢病情述病因，病因不幸久伤神。应将往事全抛却，面对青山总是春。"又复诊时，该患者果然心情大好。

治病用药如盘中走珠，因为疾病是动态的，若药不随病变而变，难免有"胶柱鼓瑟"之嫌。所以，张磊在"八法"之外，还总结了治疗内科杂病的"以常治杂""以奇治杂""以杂治杂""以简治杂""以守治杂""以变治杂"等诸多方法，始终把临证放在首位。

中医之所以经久不衰，疗效是根本。张磊强调：中医疗效之实是谁也不可否定的。医学科学讲究实事求是，来不得半点虚假，而衡量医生医疗水准的高低就是疗效这把尺子，尤其对于疑难病症和大症。既要防止"有方无药"，又要防止"有药无方"；既要防止药过于病，又要防止药不及于病。作为一名医生，其诊疗水平高低的衡量标准，就是疗效这把尺子。尤其是对疑难病症和重大疾病的治疗，那就要看医生的看家本领了。这类患者往往处于生死边缘，若治疗得当，往往就能把他拉回来；否则，就可能将其推到绝壁之下，送至死亡之海了。李东垣曾指出："实实虚虚，如此死者，医杀之耳。"

在大众的普遍认知中，中医擅治慢性病，治急病则是中医的"软肋"。张磊却用不少成功的案例证明了中医不仅擅治慢性病，在处理急症方面也是颇有优势的。

2005 年 9 月，有位高龄的吴姓脑病患者，系妇产科专家，住至河南中医学院第三附属医院治疗。在治疗中出现危象，经抢救仍无起色，下了病危通知，家属询其预后，医生说看他的造化了。患者儿子邀张磊往诊，张磊急用参附重剂，患者迅速转危为安。细思，此时若诊断含糊，用药失当，患者很可能生命告止。

张磊认为，中医在治疗危症、重症方面的优势之所以得不到发挥，一是因为部分医院及患者对中医有误解，不敢贸然采用中医方法急救；二是有些中医大夫的医术还不够过硬，导致了大家对中医的不信任。所以，中医药要想长足发展，当务之急就是解决中医后继乏人、乏术的忧患。

二

习近平总书记说："中医药学凝聚着深邃的哲学智慧和中华民族几千年的健康养生理念及其实践经验，是中国古代科学的瑰宝，也是打开中华文明宝库的钥匙。""中医药是中华文明瑰宝，是 5000 多年文明的结晶，在全民健康中应该更好发挥作用。"

在泱泱华夏五千年的历史长河中，中华民族曾经历过多次威胁种族生存的瘟疫流行，在没有现代仪器可以帮助分析病菌类别，在没有化学药物进行有效应对的情况下，正是靠着"悯生民之疾苦"的大医，靠着数百味上千味中草药的独特运用，靠着独具特色的中医辨证论治理论体系，才成功阻断各类传染病的侵袭，并形成了迥异于世界其他地区的医学文化，取得当时世界上其他国家和地区无法比拟的医学成就，既保证了中华民族五千年的生生不息，也成就了我华夏五千年的壮丽文明。

优秀的中医药文化代表的就是中华民族的一种文化自信。

2016 年 2 月 14 日，国务院第 123 次常务会议研究讨论了《中医药发展战略规划纲要（2016—2030 年）》，纲要中强调了"到 2020 年，实现人人基本享有中医药服务……中医药产业成为国民经济重要支柱之一"的目标。

2017 年 7 月 1 日起，酝酿 30 年之久的《中医药法》于 2016 年末审议通过后开始正式实施，这是中国制定的首部中医药综合性法律。

这一切，标志着我国已经把中医药的发展列入了国家发展战略，中医学的发展迎来了新时代、新机遇！

中医学要想长足发展，当务之急就是要先解决后继乏人、乏术的忧患。张磊常说："要多培养一批'上工'，才无愧于历史，无愧于后人。"因此，继 1964 年毕业留校任教、培养了 18 届本科毕业生后，退休之后的张磊依旧坚持讲座、带徒，传道授业、答疑解惑，希望可以为促进中医药的继承保护，推动中医药文化科普知识、健康养生指导惠及更多的基层群众，为全社会"信中医、爱中医、用中医"尽一份绵薄之力。

如今，张磊的学生已是桃李芬芳，名家辈出。他培养的 59 名学术传承人中，有全国老中医药专家学术经验继承人 2 人，全国优秀中医临床人才 16 人，河南省名中医 9 人，河南中医药大学第一、二、三附属医院及中医研究院"名医带徒工程"继承人 32 人。目前，河南中医药大学各附属医院有一半以上的业务骨干都是他的学生。

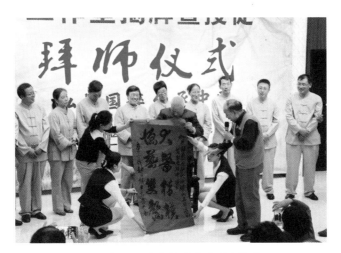

2018年，89岁高龄的张磊再次收徒

俗话说："熟读王叔和，不如临证多。"张磊则告诫学生："熟读王叔和，还得临证多。此谓临床之实。临床要走长征路，一步一个脚印，不能'理论一大套，看病汗直冒'，临床功夫是练出来的，要在'实'上下功夫。"

张磊还参与大学新生的入学教育，根据自己的学医心得，告诫学生：学医要先"明理"，求基本功之实、求读书之实；他还谈自己的从

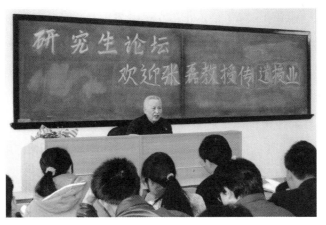

耄耋不老，育才添薪

医经历，临床的经验、教训，帮助学生树立牢固的中医辨证论治思维方式，掌握正确的学习方法。据不完全统计，河南中医药大学至少有7万名毕业生在校期间曾聆听过张磊的教导。

孙玉信：“我今发愿，虔诚归命”

孙玉信，张磊高徒，张磊学术经验继承人，河南省优秀专家，河南省首届名中医，河南中医药大学教授、硕士研究生导师，河南中医药大学第三附属医院主任医师。

从河南中医学院本科毕业后，孙玉信师从张磊终生敬仰的授业恩师、河南中医学院硕士研究生导师、教授石冠卿先生，攻读中医基础理论专业内经方向三年硕士研究生，研究生毕业后被分配至河南中医学院第三附属医院工作。

在作为一名后辈、青年学子的孙玉信心目中，张磊的医名、医德不仅如雷贯耳，还是神一般的存在。但正因为敬畏，虽然与张磊的诊室同在一栋楼（孙玉信在三楼315诊室，张磊在二楼216诊室），孙玉信反而从不敢轻易叨扰张磊。

成家后住在医院家属院筒子楼的孙玉信与在河南中医学院图书馆工作的何明举比邻而居，亦是同辈、好友。何明举是张磊固始老家的一位近亲，两人闲聊中，孙玉信不止一次地流露出对张磊的崇敬，以及想再跟张磊临诊、学习的心愿，还特意叮嘱好友：如果有跟张磊老师学习的机会，一定要第一时间通知自己。

1999年，张磊被遴选为“全国第二批老中医药专家学术经验指导老师”后，河南中医学院开始进行张磊学术继承人的推荐、申报工作，已到院办工作的何明举听到这个消息后，赶紧通知孙玉信抓紧时间申报。

一直渴望能够成为张磊的弟子，可当机会来临时，孙玉信心里却忐忑不安。第二天上午，他从三楼跑到二楼，又从二楼踱回三楼，来来回

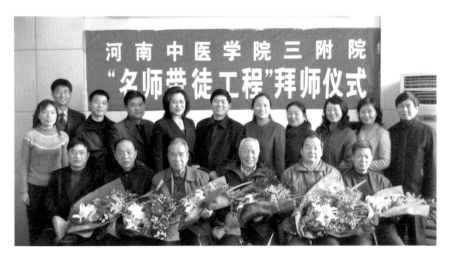

2005 年，出师仅三年的孙玉信（前排左一）与侯士良、门成福、张磊、冯明清、李发枝（前排从左二至右一）五位前辈、名家一起，成为河南中医学院第三附属医院第一批"名师带徒工程"的指导老师

回好几趟，却始终没有勇气走进 216 诊室，告诉张磊自己想拜他为师，继续深造、学习的强烈愿望。正因为心中对张磊怀着无与伦比的仰止和敬畏，反而令孙玉信有些却步。

中午回家后，孙玉信想起了自己的授业恩师石冠卿先生。石先生是享受国务院政府特殊津贴专家，全国首批名老中医之一，首批"全国名老中医专家学术经验继承导师"。孙玉信师从其读研时，石先生已年过七旬；等孙玉信有了一定的临床经验后想再跟随石先生精进医技之时，石先生已溘然长逝，这成了孙玉信的终身憾事。想到此，孙玉信终于鼓足勇气来到张磊家中，当面表达了自己想要拜师学习的决心，并着重强调两点：一，定尽心尽力学习；二，师徒如父子，一日为师，定终生视张磊为父。

"我今发愿，虔诚归命。"

孙玉信的拜访、表态，颇令张磊感到意外。听了孙玉信的拜访目的后，年过七旬的张磊甚感欣慰与激动，他仿佛看到了当年那个执着、虔诚寻求医道的自己，又仿佛看到了中医学的未来：中医学不正需要这样一批又一批有理想、有决心，更有毅力的青年才俊前赴后继，不断学习、创新、继承，才能更有未来和发展吗！

就这样，孙玉信通过考核，正式拜入张磊门下。

三年的跟师学习，孙玉信自觉"是一种飞跃。受益非常大，眼界、辨证思维方法、临床心得又跃了一个新台阶"。

那时候，孙玉信白天跟诊，晚上回到家，再把当天的病例复习、查阅、归档，并有意识地把张磊有特色的处方抄在一张小纸片上，进行归纳整理。例如，张磊自拟谷青汤（谷精草、青箱子、酒黄芩、决明子、薄荷、菊花、蝉蜕、蔓荆子、生甘草）治疗风热、郁热所致的头目疾患，如头痛、眼痛、鼻渊等；自拟眠安汤（百合、生地黄、麦冬、炒酸枣仁、茯神、灯心草、竹叶、胆南星、生龙牡、小麦、甘草、大枣）治疗阴虚阳浮、心神失宁并火旺的失眠、脏燥等；自拟丹百汤（丹参、檀香、砂仁、百合、乌药、全瓜蒌、郁金）治疗气滞血瘀，兼有阴虚的胸痛、胁痛、脘腹痛等；自拟平痤汤（黄连、黄芩、牛蒡子、玄参、桔梗、板蓝根、升麻、马勃、连翘、陈皮、僵蚕、薄荷、生薏苡仁、白芷、赤芍、甘草）治疗火毒较重的面部痤疮……这样日积月累下来，小纸片越积越多，孙玉信就用绳子将其分门别类地串起来，一点一滴地思索领悟，一点一滴地帮助整理恩师的临证法则、学术思想。

有一位二十多岁的女患者，头痛、头晕间作两年余，加重半年，平时易生气，时偏头痛，时前额痛，休息后亦不得缓解，乏力、夜寐多梦，各项检查均无异常发现。张磊诊后，认为该患者证属中气不足、清阳不升，兼有阳亢。处以补中益气汤加味。处方：党参10g，黄芪15g，炒白术10g，当归10g，陈皮10g，升麻6g，柴胡6g，蔓荆子10g，白芷6g，生龙牡各30g，钩藤20g，炙甘草6g。患者服上方6剂后，头痛发作次数明显减少，程度减轻，持续时间缩短。守上方继服12剂后告愈，后一年未再发作。

孙玉信看到这个病历，就分析老师的处方之妙在何处：补中益气汤

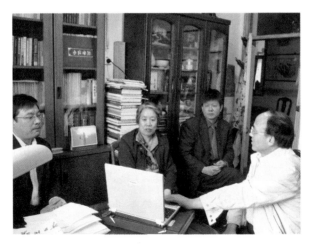

讨论、总结张磊的学术思想，从左至右依次为孙玉信、韦大文教授、张登峰、姜枫博士

有补中气、升清气之功效。方中虽有升麻、柴胡升发清阳之气，又加蔓荆子、白芷以增升清之功。但气虚患者往往体质较差，多兼有虚阳上浮之象，且患者平时易生气，致肝郁化火、肝阳上扰，故加生龙骨、生牡蛎以潜之，加钩藤以平之。方中有升有降、相反相成，从治疗法则上来讲，有升降并用之妙。

越琢磨、越钻研，孙玉信愈觉医之博大，学之渊源，深感受益终身。

同时，在长期的病历整理过程中，孙玉信亦深刻认识到，对名老中医的病历进行归档、留存，对于中医学的传承发展具有极其重要的意义。于是，打从那时候起，三附院出现了一道特殊的诊室风景：张磊的每一份病历都被按年、月、日归纳在一个个档案盒里、文件柜中，每个月一到两个档案盒，每个文件柜中珍藏着两三年的病历留存。截至目前，被留存归档的病历已有五千余份。这些病历不仅见证着孙玉信对中医学、对恩师的敬畏之心，也为后世医学的研究、发展留下了一笔宝贵的财富。

在孙玉信眼中，张磊亦师亦父，治学不囿门派、不因循守旧，授徒倾心相授，毫不保守，且乐见并提携好学之后辈。这些都对孙玉信影响深远，以至于现在已是硕士研究生导师的孙玉信，不自觉地就把发现人才、培养人才当做为师者的首要责任和最大乐趣。

但孙玉信又认为张磊是"一位再平凡不过的人，平凡得让人达不到的人"，"他是名医，是大腕儿，但他认为自己只是一名'济世活人'的医生，所以，他看病不论亲疏，不分身份贵贱，不问时间、地点，甚至不收诊金，只要有患者上门求诊，他从来都是有求必应"。

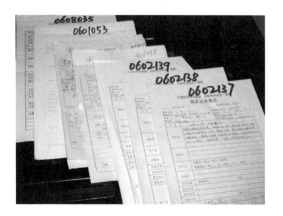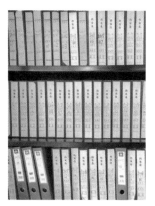

张磊病历整理和归档留存

固始老家的乡亲找张磊治病，张磊不仅给乡亲治病，管吃管住，每次临走，还要往并不富裕的乡亲口袋里再塞些盘缠。这个习惯，从张磊定居郑州，至今已保持了数十年；外出开会、吃饭，甚至参加喜宴时，遇到服务生、清洁人员求诊于他，他也都来者不拒，且有问必答，从不嫌麻烦……

因为慕名而来的患者太多，所以，张磊的时间从来就不是自己能掌控得了的。耄耋之年，在医院坐诊，他每次都要坚持把挂号患者看完才下班，通常下午一两点才能回家；回家之后，有时饭还没顾上吃，又开始忙着接待上门求诊的患者。

孙玉信曾把张磊在家免费为患者开的处方量统计了一下，发现居然跟张磊在医院开的处方量是一样的，也就是说，医院是张磊的大诊室，家里则是张磊的小诊室。也由此可见张磊每天的工作量有多大。

　　孙玉信说，跟着张磊学医，学到的不仅是医术，还有老师的人品、医德。遇到这样的老师，他三生有幸！

张登峰：“一入医门深似海”

　　张登峰是张磊的小儿子，在家排行老四，是张磊学术经验继承人之一。1999 年，已成为河南中医学院第二附属医院副主任医师的张登峰与孙玉信通过考核，成为全国第二批老中医药专家张磊学术经验继承人。

　　张磊的学术思想、辨证论治的思维模式对张登峰的医学人生产生了莫大影响。如今，张登峰在自己的专业领域，尤其是中风、眩晕、头痛、不寐、郁证等脑病研究领域都已经形成了自己的理论体系，但父亲

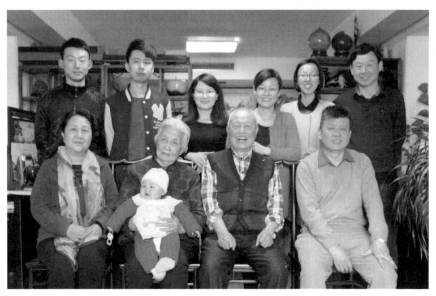

张磊夫妇与儿子张登峰（前排右一）、女儿张登荣（后排右三）两家人在一起。
前排左一为张登峰的妻子、河南省中医药研究院知名妇科专家宋红湘

影响他至深的还是严于律己、宽于待人的品性。

对于父亲，张登峰的儿时记忆是既害怕、陌生，又有一丝敬畏。18岁之前的张登峰，一直生活在固始乡下老家。印象里，只有在每年的寒暑假，他才能见到远在郑州求学、工作的父亲。但通常，父亲的行李刚放下，家里就会陆续被远近乡村赶来求诊的乡亲"占领"，即便是春节也不例外。所以，父亲回乡的日子不是在家里接诊，就是奔波在出诊的路上，家里兄弟姊妹几个，连跟父亲交流的机会都很少。眼瞅着父亲终于"得空儿"了，可父亲跟他们反复强调的也就那么几句："好好读书，长大了要做个能够自食其力的好人。"偶尔，父亲为了表示"歉意"，还会跟孩子们不断嘀咕一句话："乡下人看个病不容易啊。"这句话，让张登峰姐弟几个记了一辈子。

张磊诊治的患者中，有不少是危重患者，有的甚至是被家人抬到张登峰家里来求诊的，可经张磊诊治后，患者渐渐康复且与常人无异。张登峰觉得父亲伟大极了，而乡邻们对父亲的尊重、小伙伴们对自己的仰视，更让张登峰从小对父亲、对医生这个职业充满了自豪和向往，所以，尚在孩童时期的他便给自己确定了人生目标：长大了要当一名医生！

1978年，18岁的张登峰应征入伍。1981年1月，张登峰复员回乡，并开始在父亲的指导下背诵方歌、经典条文等。1981年3月，张登峰以优异成绩被河南中医学院"全省师带徒班"录取。当年，学徒班面向全省招生，最后仅有九十多名学生被录取，学制五年。九十多位授课老师都是医龄30年以上的省内名医，实行一对一的授课、辅导，在这样"奢侈"的教学模式下，张登峰正式开启了学医生涯。

"一入医门深似海"，正式踏入学医这条路之后，张登峰才发现中医学的博大精深，也理解了父亲为什么会常把"学医要先明理"，要"学而不厌"，"学到老、干到老"这些话挂在嘴边了。

张登峰学习期间及毕业分配时，张磊尚任河南省卫生厅副厅长一职，但张登峰并没有因此受到特殊"照顾"，从上学到毕业分配，张登峰都是自力更生。他在申报全国第二批老中医药专家张磊学术经验继承人时，父亲也只有一句话："听从组织上的安排。"

母亲随父亲定居郑州后，张登峰的大哥及两个姐姐都还在固始乡下，大哥是个赤脚医生，连带家里的几亩薄田就是他的全部经济来源了；大哥的大儿子想留城，但当时已经是河南省卫生厅副厅长的张磊却告诉孙子："进城，咱们只有一条路，就是考学。"他把孙子留在郑州复习功课，后来，孙子考了两次大学都没有如愿，不得已只好又返回农村；张登峰的两个姐姐至今都在老家务农。

张磊退休后，曾担任河南省委、省政府领导的保健专家多年，好几次，时任领导主动询问张磊：家里可有什么困难需要组织帮忙解决？"但每次，父亲都摇头、微笑说：没有什么困难。他从不愿意为了自家的事儿向组织上张口"。

那些年，固始老家人跑到郑州找张磊治病，张磊不仅给他们治病，还管他们吃住，家里床铺不够，张磊就给他们打地铺；乡亲们回家时，有时张磊还会塞给他们点儿盘缠。他常说：老家人贫困，能帮就帮吧。

如今，张磊已经是90岁的老人了，除了每周一、三、五这三个上午在河南中医药大学第三附属医院坐诊外，回到家后还要不断地接待上门求诊的患者。凡上门求诊者，张磊从不收诊金，不问其贵贱贫富，长幼妍媸，普同一等；遇到贫困孤寡，不仅为他们免费治病，还为他们掏路费、药费。

"父亲始终以患者为先的德行，值得包括我在内的所有医务工作者学习。"

冯晓东："满腹经纶展大谋"

2008年，40岁的河南中医学院第一附属医院康复中心主任冯晓东，虽然已经晋升正高职称，依然参加了本院组织的"优秀人才培育项目"

选拔考试，他申报的老师是张磊。

冯晓东从河南中医学院本科毕业后被分配在学校第一附属医院急诊科工作，在快节奏的工作状态下历练了 11 年。在与中医、中药有些渐行渐远之后，2003 年，冯晓东被任命为医院康复科主任。当时，康复科还是一个按照西医学模式新创建的科室，大家对中医药的认识不够，所以中药在临床中使用的并不多。2004 年，在冯晓东及科室所有医务人员的努力下，康复科的知名度渐渐打响，患者越来越多，康复科的建设渐上正轨。2006 年，随着康复科影响力的日渐扩大，科室的学术发展成为冯晓东的工作重心。

学中医专业出身的冯晓东深感随着西医学的快速进步，在用现代化标准建立起来的综合性医院中，临床医生们已经习惯了用西医学思维去衡量患者的病情，用相对标准化的医学手段、群体化治疗方案治疗患者。而在快节奏的工作状态下，即便是中医院校毕业的临床医生们没时间也没精力再去思考、研究如何把中医药运用在临床实践上了，中医学的土壤已经显得越来越贫瘠。但是，随着康复科的发展，冯晓东意识到相较于西医学，中医学的优势恰在于能够针对每一个患者感受邪气后的不同情况，用辨证论治手段开具符合本人证候属性的治疗方案，而这种治疗方案则是康复科未来发展的方向，他希望可以把中医学的这个优势纳入科室的学术建设。但是中医药在康复患者身上的疗效如何，他心里没谱，更不敢确认，他需要有个业内大家指导并提供诊疗思路。所以，2008 年，冯晓东参加了医院"优秀人才培育项目"选拔考试。

当时的考试极为严密，冯晓东是在到达南阳出差的当天晚上才接到第二天下午要考试的通知。如果参加考试，刚从郑州赶到南阳的他又得一大早从南阳赶回郑州，有点折腾了。但几经考虑，最终，冯晓东还是决定第二天一早赶回郑州参加下午 2：30 的考试。

考试顺利通过。2008 年 3 月 9 日，在河南中医学院第一附属医院的组织下，冯晓东与本院老干部科主任邓伟一起，正式拜张磊为师。

跟师两年中，冯晓东见证了中医学的诸多奇迹。有一位三十多岁的美籍女华人，身上莫名出现了很多出血样圆形斑块一年多，在美国、欧洲求诊多家医院，花了不少钱，都没能治好。后来，患者辗转来到郑州求诊于张磊。张磊辨证后，认为这位女患者是血热，便开了一周的汤药。一周后，患者身上不再出斑。

这个病案给了冯晓东很大的信心，中医药太神奇了！不是中药无效，而是看病的人很重要，由于一些"看病的人"在辨证思路和判断病情上有所欠缺，才导致大家对中医的不信任。中药是有效的，如果早点碰到张老师这样的高手，自己在临床上也许会早点探索使用中医药。

在接连见证诸多多个奇迹后，一心想让科室学术水平早点成熟起来的冯晓东还安排科室的其他大夫轮流到张磊诊室跟诊，多学习，多扩展思路。

跟诊期间，有一次科室接诊一位从长葛转来的男性中风后遗症患者，脑损伤严重，转来时肢体恢复已有好转，但认知能力很差，不认识自己的亲人，也没有语言能力。冯晓东便请张磊会诊。张磊认为此患者是血瘀，遂用通窍活血汤加减。只是在写"麝香"一味时，张磊下笔有点犹豫了。已经跟诊一年的冯晓东知道按照老师的习惯，平时他是会把

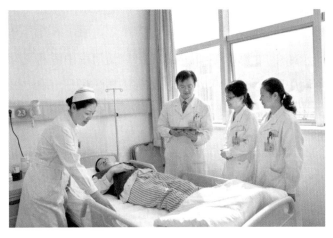

冯晓东（右三）在查房

"麝香"改为"薄荷"或者其他可以代替的药材的。只是这位患者情况较危,所以征求了患者家属的意见后,张磊才没换掉麝香。

依照张磊的处方,患者连服了十几剂后,奇迹再次出现:患者不仅能渐渐认出自己的亲属,还能跟亲属做简单的语言交流。从此,张磊开的这个处方就成为康复科的常用主打方之一。

"当时,麝香是每克400元,老师开的药,每剂药里的麝香是0.3g,10剂药也才3g,一千多块钱,患者有时候做一项检查也是一千多块钱。但老师的出发点是既能治好病又能让患者少花钱,这就是他的大医情怀。"这点也是令冯晓东最为钦佩和叹服的。他不仅把老师的这种大医情怀作为自己的榜样,还在无数场合反复提到医者的"信仰"和"使命"。他认为,一个医者的信仰和使命就应该是救死扶伤,以"普救含灵之苦"为从业使命,而这也恰是一个医者至高无上的光荣。

2010年,跟师两年的冯晓东考入福建中医药大学读博,主攻中医康复专业。张磊喜甚,专门做了一首诗赠冯晓东:

负笈乘风去福州,
修园故里学深求。
他年博士功成后,
满腹经纶展大谋。

如今,学成归来的冯晓东已经是河南中医药大学康复学院副院长、河南中医药大学第一附属医院康复中心主任、河南中医药大学中医康复学学科带头人、河南省康复医学会会长。

邓伟:"传统医学的思维方式是任何人工智能都代替不了的高级'芯片'"

河南中医药大学第一附属医院老干部科主任邓伟,当年是与冯晓东一样通过了河南中医学院第一附属医院举行的"优秀人才培育项目"层层考试和选拔，于2008年3月9日正式拜张磊为师的。

彼时，邓伟44岁。35岁就成为河南中医学院第一附属医院ICU主任的邓伟，那一年也同时拜第一批国家级非物质文化遗产项目"中医诊法"代表性传承人、首届国医大师周仲瑛为师。

邓伟攻读硕士研究生期间主攻金匮要略专业，后来历任河南中医学院第一附属医院ICU主任、肾病科主任、老干部科主任，也是河南中医学院（2015年更名为河南中医药大学）第一附属医院历史上较为年轻的重点科室主任，如今已经是河南省第七届"优秀医师奖"获得者、河南省干部保健专家。之所以选择人到中年再继续深造、学习，邓伟有着自己的理解："中医是一门'四十登堂，五十才能入室'的学问，需要不断地、日积月累地修炼。"

"跟张老师出诊，整体感觉是张老师中医理论扎实，治学严谨……并善于在别人所不能处发现问题，并有独特的抓病机治疗方法。如用血府逐瘀汤治疗发热，用保和丸治疗胃癌，用'提壶揭盖法'治疗便秘；治疗肠胃功能紊乱用'燮理法'，治疗肝癌用'逐瘀法'，治疗头痛用'轻清法'……另外，张老师对每味药的用法也非常讲究。比如用白茅根甘寒之性，清热利湿而不伤阴；白术利腰脐之气；疏肝健脾利湿通络之中佐用薄荷助柴胡轻疏肝郁之热。"这是2008年4月2日邓伟的跟师心得笔记，类似这样的笔记邓伟写了三年，存了一摞。有几本笔记他现在还随身携带，不时翻翻，琢磨琢磨。

邓伟认为，中医学包含了朴素的辩证唯物主义哲学，是人文、是文化，也是自然科学，而中医学辨证论治的个体化原则治疗方式将是未来医学的发展方向。张磊老师的"动""和""平"学术思想，"辨证六要"和"临证八法"，就是中医学发展到这个时代的杰出代表之一。

张磊擅活用经方，方小、量轻，却效奇。邓伟曾经带着一位红斑性胃炎患者到张磊处求诊，张磊用了越鞠丸加减，开了七剂，味少，量轻，一剂药才三块多钱，七剂药才二十多块钱。当时患者很不理解，张磊解释说：这是用药的轻灵之法，不能药过于病。几个疗程下来，就把折磨了患者十多年的顽疾治好了。

邓伟的母亲患有冠心病（不稳定性心绞痛），做冠脉造影显示：三支冠状动脉两支狭窄大于90%，一支大于60%，属于冠心病中的高危。治疗上，除了西医抗凝降脂扩血管外，邓伟按照张磊治疗冠心病"心血宜养、心血宜活"的经验，用张磊平常惯用的生脉饮合丹参饮加山萸肉（严重时用生脉饮合血府逐瘀汤），给母亲服用了五六个月。结果，六个月后，邓伟的母亲到北京阜外医院寻求介入治疗时，阜外医院著名心血管专家吴永健为她母亲做过检查后，却告诉邓伟，他母亲心脏的侧支循环已经形成，配合保守治疗，维持十年以上都没有问题。

还有张磊通过抓病机用小柴胡汤治疗耳鸣，用自拟的眠安汤治疗失眠，谷青汤治疗春季头痛、头晕等经验方，邓伟每每用于临床实践，屡试屡验，总能起到很好的治疗效果。谁说中医不能治病？谁说中医不是一门科学？中医能否治病，中医有否疗效，关键还是要看治病的人。邓伟由衷地认为："跟师三年的学习，不仅对自己的医术是一种提升，更是一次对传统医学重拾信心的提升。"

关于张磊对患者的耐心，邓伟每每回忆起来都会很动容："老师问诊时非常细心、耐心，症外之

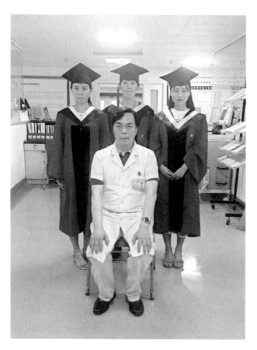

邓伟（中）和刚毕业的研究生合影

证，远因、近因，包括患者的性格、生活环境等，老师都会不厌其烦地详尽了解。比如，有的患者口苦，老师就会耐心询问，是清晨、午后还是子夜？因为如果是清晨口苦，可能是胆腑有热，如果是午后口苦，就很有可能是胃火炽盛，因为此时正是阳明经运行之时。老师的问诊也正是中医'天人相应'治病理念的体现。不同的病、证会随着大自然的不断变化发生着阶段性的变化，医生的用药思维也就应该是动态的。这些传统的辨证论治的思维模式恰恰正是我们中医学最高级的经典，是任何人工智能都代替不了、也永远复制不了的高级'芯片'。"

武月萍："普及健康的生活方式，让更多的老百姓受惠"

2006 年，从北京中医药大学博士毕业的武月萍被安排在河南省中医院治未病科工作。2008 年 4 月，武月萍被医院选派参加"河南省中医院名师传承"工程，拜张磊为师。

三年的跟师坐诊，武月萍受益良多："张老师朴实无华的为人风格、精益求精的为医精神不仅令我的跟师侍诊过程成为一种精神享受，更永远是我学习的榜样和追求的方向。"

武月萍发现，要想跟师学习有进步，关键是在跟师过程中当场理解每一位患者的辨证论治思路、方法，其次是不断总结老师辨证论治的经验。所以，她要求自己在跟师学习过程中尽量参与到诊疗过程中，深切感受患者的不适与痛苦，感受张老师接诊患者时"大医精诚"的境界，感受张老师辨证论治的思路、处方、用药技巧，进而在自己坐诊时把这种境界发挥出来，把灵活多变的辨治用药方法实践出来。

"张师'八法'源于临床，我深感其用于临床很方便，并带来不错的实效。正如张师经常说的：'就像往墙上刷漆，不先去掉上面的灰，你刷也刷不上去，或越刷越脏。'也就是说临床辨治要以通畅调达为先，即使要补也要以邪祛为前提。我每次坐诊都在广泛应用张师'八法'，总体上均能取得不错的效果。如用涤浊法治疗代谢综合征、慢性鼻炎

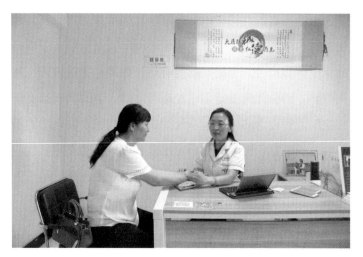

正在接诊的武月萍

（鼻渊或头痛）、咳喘、痛风、良恶性肿瘤等；疏利法治疗月经病、带下证、乳癖、水肿、痹证、胃痛、痞证、心悸、胸痹、胁痛等；灵动法治疗感冒、慢性肺病、胃病等；燮理法治疗顽固腹泻；运通法治疗顽固性便秘；达郁法治疗郁证、腹胀；固元法治疗崩证等。门诊量由原来的每天几人上升并保持在每天 50 ～ 60 人，赢得了较好的口碑。"这是武月萍的切身体会。

"学中医如画画，跟师学习必须在自己画画风格的基础上吸收老师的风格和长处，使自己的画更趋完美，而不是完全照搬老师的东西。"张磊的这句话，对武月萍影响尤为深刻。大家追求的"道"是相同的，而通向此"道"的途径是各不相同的，张师强调要有自己的思想、思路，要不断反省并坚定自己的信念，确立对中医的信心，这是武月萍在从医路上最为受益的教导。

中医学是实践医学，也是一门生活医学，生活处处有中医，中医经典第一书《内经》，即是指导人们如何健康生活的典籍。要当好中医医生，首先要学会并做到如何健康地生活。作为一名中医医生，有责任、有必要践行这一职责。跟师期间，武月萍在河南省中医院率先开展了中医体检服务，摸索出了一套较为完整的中医体检方法，包括信息采集、辨病-辨证-辨体质、生命周期诠释、易患病症预测、辨体调养方案等。通过中医体检，发现了不少由于不良生活方式导致的病症，为中医生活化做出了较为成功的探索。

跟师三年，武月萍受到的较大启发还有张磊的"内病外治"，而这个启发更是直接影响了武月萍日后的研究方向。

对于"内病外治"，武月萍再熟悉不过了。她出生在山西省太谷县的一个小村庄，从小就看到奶奶、妈妈及乡亲们因为家贫，经常使用一些外用"土法"缓解痛苦，腰腿痛就用辣椒煮水外敷患处，感冒、发烧了就用硬币、碗片、勺子把等代替刮痧板刮痧，用罐头瓶拔罐。虽然不能尽数除根，但却能有效地缓解痛苦。

而跟师张磊的三年中，武月萍再一次领略了"内病外治"的神奇。比如，治疗疔疮时，张磊有一个小验方：把缝衣针绑于筷子头上成排状，在香油灯上将针烧红，速刺于疔毒四周，然后用清热解毒药以善其后。

再如，夏季时人若发生恶心、胸闷、烦急欲死，农村人称为"翻子"，张磊便令患者急采鲜黄蒿叶一把和鸡蛋清一个，在患者胸腹部盘揉，很快病安。有阴囊瘙痒者，张磊有时让患者用茄棵、辣椒棵、荆芥煎水，外洗患处，效果极佳。

若遇患者刀伤出血，张磊有一个桃花散治刀伤出血方非常有效。方为：生石膏研细，同适量生大黄一起炒至桃花色，即为桃花散。遇刀伤出血者，用此散撒于伤口，即可止血收口。

而对于慢性耳流脓液经久不愈者，用黄连、黄柏各等量，用水煎煮三次，放火上再浓缩一下，趁温放入适量冰片溶解后，滴入耳内，数日即可痊愈。这些小方子，既实用有效，又简便价廉，很受患者欢迎，对武月萍的影响很大。

2016 年，武月萍和同道一起筹办建立"橘井中医工作室"，主要开展、普及中医"内病外治"及一些防病治病的小方法、小窍门。很多患者在自己受益的同时，也逐渐成长为自己家人的"保健师"。

武月萍说："其实治病并不是医生的终极目标，普及健康的生活方式，让更多的老百姓受惠并回归健康、保持健康，才是一名医生的最大心愿。"

臧云彩："让传统医学经典咏流传"

如今已是河南省内赫赫有名的青年中医代表之一，推崇、擅用伤寒经典的臧云彩是张磊的得意门生之一，人称"医痴"，是张磊发现、举荐、提携的后辈之一。

臧云彩来自于河南省封丘县的一个小乡村。高二时，因为父亲的一场大病并被西医学宣判为不治之症，使得原本立志要报考北大、清华的优等生臧云彩在高三那年"改弦易辙"，立志学医。

父亲重病后，几乎所有的课余时间，臧云彩都"泡"在了学校附近的新华书店里翻阅各类医学书籍。通过研读记录与对比，他渐渐对中医产生了浓厚的兴趣。1999 年 3 月，经过近一年对中医书籍的研读与理解，臧云彩试着给父亲开了平生第一张处方。父亲服药后自觉肢体明显灵便了很多，精神气力也较以前改善了，这件事更坚定了臧云彩学习中医的兴趣。

2000 年，靠着助学贷款走进河南中医学院的臧云彩成为校园中比较另类的一道风景：平时不爱说话、不爱和同学扎堆侃大山，却爱泡图书馆，爱读书、借书、抄书；为了不给承担了全部生活重担的母亲再增添经济压力，他向学校申请了勤工俭学，承包了学校操场及家属院 52 个楼门门洞的卫生。大学五年的学费，他硬是靠打扫卫生等方式自力更生地挣了出来，不仅没向母亲伸手要过一次钱，顺利的时候他还能贴补点给母亲留作家用。

大一暑假，臧云彩在图书馆借到《名老中医之路》这本书，如获至宝，因为书中记载的既是前贤们的成功之路，同时也为臧云彩指引了一个如何学好中医的方向：中医大家对经典都十分推崇。再加上刚入学时，臧云彩聆听了张磊在新生启蒙学术报告会上的讲话，一再强调背诵中医经典的重要性。因此，从那以后，臧云彩便开启了背诵《内经》《伤寒杂病论》等中医经典之路，为以后的临床实践及后来他在河南中医药大学讲授《伤寒杂病论》打下了坚实的理论基础。

　　张磊当年从河南中医学院毕业时就已经能背诵五百余首方歌的故事，在河南中医药大学早已被数代学子"广为传唱"。臧云彩当时就以张磊作为榜样，除了背诵当时教材中的方剂外，还背诵了段苦寒编著的《汤头歌诀集成》（此书收录的方歌共有一千四百多首）。

　　大三时，臧云彩跑到学生们心中的"大师"张磊跟前，"软磨硬泡"地要求跟着张磊侍诊学习。看到臧云彩的勤勉好学，爱才的张磊就把他留在了身边。臧云彩跟诊两年后，遇到典型病例时，张磊有时会让臧云

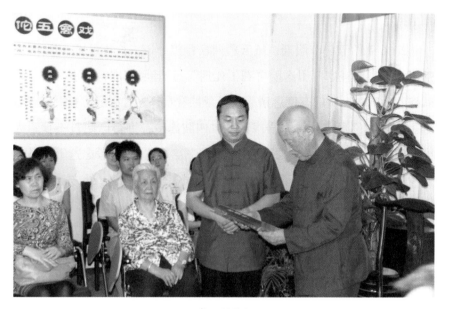

臧云彩拜师

彩尝试着开方子，他从旁指点。能拜张磊为师，臧云彩深感幸运，也更加珍惜这来之不易的机会，那时，他白天跟诊学习，晚上回去就和一同学习中医的弟弟臧云喜讨论疑难病案，总结记录，并模拟处方。

跟随张磊学习的五年期间，臧云彩还先后拜访了多位省内外知名中医，其中就包括当代"火神派"代表、山西的李可老先生。李可是臧云彩非常尊敬的当代中医大家之一，《李可老中医急危重症疑难病经验专辑》一书，臧云彩不仅能熟读、熟背，就连书中由 27 味药组成的"偏正头风散"，也能一字不差地默写出来。

2005 年底，经张磊介绍，臧云彩前往山西灵石拜访火神派大家李可。听了臧云彩这几年跟随张磊老师学习的情况，李可破天荒地留下了臧云彩。

臧云彩从李可那里学到了很多宝贵的、教科书中所不能学到的经验、理论，特别是李可运用《伤寒论》中三阴篇理论，治疗虚寒性疾病方面（包括各种恶性肿瘤）的独到见解。后来，臧云彩就是在中医经典的基础上结合张磊和李可治疗恶性肿瘤的经验，在恶性肿瘤的治疗上取得了很大进展。

2006 年的五一节假期，臧云彩回家看望母亲，正巧村里一位 55 岁的患者被省内一家三甲医院"判了死刑"，让其回家准备后事。家里人就抱着最后再试试的态度恳请臧云彩帮忙看看。当时臧云彩查看患者蜷卧于床，面色青暗无神，语声低微，四肢冰冷，询得已两日不食，大便稀溏量少，舌质淡苔白垢腻，脉浮大中空（芤）。他考虑这不正是伤寒少阴病四逆汤证吗？于是处以四逆加吴茱萸生姜汤。处方：制附片 40g，干姜 30g，炙甘草 15g，吴茱萸 30g，生姜 60g。日进二剂，患者似有转机，便嘱其按原方续进四剂，患者才肢厥回暖、精神乃定，面色晦暗略退；后照方加减连进三十余剂，患者能够下床在院里活动；又照方加减三十余剂，患者康健如初。此患者"死而复活"的故事在当地引起轰动后，臧云彩医名大振，且渐渐传播至省内外。

2007 年底，受张磊指点和《名老中医之路》的影响，臧云彩回到乡下做起了"赤脚医生"。由于基层缺医少药，疾病复杂，且多重病，再加上近几十年医学西化严重，基层很难找到真正的好中医。张磊希望臧云彩可以在实践中快速成长，在不断发现中学习、思考、总结，提高自己的医技。

短短的两三年内，臧云彩依据纯中医理论，用纯中草药或者针药治愈了无数例沉疴重症、疑难"怪病"，经诊的大多数肿瘤患者改善了症状，减轻了痛苦，延长了寿命；也有肿瘤患者临床检查带瘤生存或者肿块缩小，部分患者体检发现肿块消失。

这些案例有力地证明了中医在治疗各种疑难疾病及各种恶性肿瘤方面所具有的优势，中医药完全可以为人民群众解决实实在在的疾苦。而这一切，也更坚定了臧云彩此生要研究中医、追寻中医真谛的决心和信心。

臧云彩的进步，张磊看在眼里，喜在心头，2010 年初，经他推荐，在基层累积了大量临床经验、医名远播省内外的臧云彩作为特殊人才被河南中医药大学第三附属医院引进，现在已是一号难求的知名青年中医。2015 年 6 月，臧云彩被调至河南中医药大学本部，专门从事张仲景医药的临床研究和教学。

2018 年，臧云彩根据自己多年钻研《伤寒杂病论》的经验，编写整理出《仲景方歌方证速记手册》，希望可以惠及更多的中医学子。张磊闻听，欣喜异常，当即赋诗一首赠与臧云彩：

从来方药贵精良，
登入南阳仲景堂。
臧氏深研知奥义，
珍珠颗颗饱青囊。

臧云彩说："把中医文化和中医精髓学好、用好、传承好，让经典咏流传，是我平生夙愿，如此，也才不愧恩师教导、提携之恩。"

赵敏："愿为中医学的健康发展尽一丝绵薄之力"

这是一封投稿给某自媒体的信：

您好，俺的名字是赵敏，是你们的粉丝一枚，也是一名即将拍毕业照的中医院校学生。新一届的国医大师名单出来了，请问你们做国医大师的专题报道吗？如果要做的话，希望能在贵公众号的文章里看到一个很接地气的张磊先生，一位写下"任他岁月匆匆去，依旧耕耘勇向前"的医者、老师。附件《张磊老师语录（总）》是俺这近半年跟诊时听到的张磊老师说过的一些话，希望能对采访有所帮助。

2017 丁酉鸡年小满于使君子盛开的南宁

以下摘录的是赵敏半年中记录的张磊的"片言碎语"：

1. 临床上，遇到肝炎患者，哪怕是病毒携带者，我也劝他服药预防。乙肝的转归有两种：一是身体慢慢恢复，正气足了；二是疾病恶化，出现肝硬化、肝癌。就我多年的临床经验观察，吃些中药预防跟不吃中药差别很大。本着中医治未病的原则，既治已病，又治未病。治未病就是咱们刚才说的防止它恶化。治疗乙肝这个病要解毒、保肝、活肝。西医也有解毒药，也有保肝药，就是没有活肝药。

2. 咱中医治疗癌症，不是光杀癌细胞，咱扶正，让正能胜邪。

3. 服药后可能出现的状况要跟患者事先说明。若不说明，不告诉患者应对措施，患者会不知如何应对，产生疑虑。

4. 西医讲的"郁"是有精神症状的，中医讲的"郁"既有精神症状，又可无精神症状。中医讲气、血、痰、火、湿、食"六郁"，六郁偏重的不一样。越鞠丸合小柴胡汤是千古解郁第一方。

5. 你要是用经方，加的药比经方的药味还多，那还是经方吗？

6. 中医看病是一个系统，辨证、用药、煎法、服法，一个环节不到位，疗效就会变差。

7. 治疗脾胃病有个原则，脾虚当然该补则补，但脾虚重在运，不在补，这点很重要。

8. 有效不一定不更方，无效不一定就更方。"上工治病十全其九"，用药需要得当得体。就好像买衣服是否合身，不仅治疗现在的病还要治未病，药方考虑要周全，不能留下后遗症。

9. 中医院不姓"中"了。我赞成中西医结合。中西医结合有它的好处。但中医院看病要坚持以中医为主，要发挥中医的长处。用中医没按中医思维来用药，咱们的问题就是出在这里。

10. 中医要避免后继乏术，关键是培养中医思维。一名"名副其实"的中医，要把中医特色和专长发挥出来。这是一个艰苦的过程，要相信自己，相信中医，决不能动摇，中医能够在历史的长河中经得起考验就是凭着可靠的疗效。在当今社会，更要辨证施治，重视无药处方，打造 ICU 急重症中医专家团队，培养具有中医思维的传承者。

11. 中医院校的学生缺乏实践，咱们提倡多实践、早实践。作为医生至少要看三万人次才有体会。现在的大学生恰逢盛世，要珍惜青年时期难得的学习机遇，趁着年轻没有负担，好好读书，打好基本功，走向社会后才能不负众望，更好地为人民服务。

12. 要想学好中医，先要学好做人，否则就难以达到"大医精诚"的目标。

赵敏，广西中医药大学中医学专业五年级学生，2016年底实习时，她主动选择到河南中医药大学第三附属医院张磊诊室侍诊，从此成为张磊的"铁杆粉丝"。

赵敏没想到一个将近九旬的老人不仅思维敏捷、辨证论治条理清晰、精通古典文学，还善于学习新知识，每天关注最新的时政要闻，与年轻人相处竟然没有丝毫违和感。而老师对于中医辨证思维的运用，对患者施行的仁心仁术，更令赵敏对中华传统医学产生了深深的敬畏。于是，每次跟诊时，赵敏就抽空悄悄记下她认为对自己颇有启发的老师的经典语录。同时，在半年的侍诊中，她渐渐地也有了自己的思考：

1. 给患者戴上"抑郁症"的帽子很容易，想取下来万分艰难。"抑郁与焦虑量表"撒网范围太广了、网眼太密了。天有风雨晦明，人的心情也是如此。生活中谁没点儿焦虑、抑郁啊！

2. 几千年来大米和小麦作为主食的地位，如今在很多人生活里已经被各种蔬菜、水果、零食和汤水动摇了。在俺老家河南，吃饭有馒头、有菜、有粥，干稀有度。而在广西是喝粥下菜，广西南宁每条街道都有凉茶铺。这里的患者望诊十个舌头九个水水的，而在河南一百个患者里面可能只有一个是这种情况。

李渔在《闲情偶寄·饮馔部》中说："人欲自爱其生者，即不能止食一物，亦当稍存其意，而以一物为君。使酒肉虽多，不胜食气，即使为害，当亦不甚烈耳。"俺在实习时遇到一个小学三年级的女孩，因为连续两个月晚上不吃饭减肥，靠喝甜牛奶提供营养，得了糖尿病。在其他小孩子吃糖、吃面包时，她只能在一旁看着，每天打胰岛素、喝中药。俺有个设想：糖尿病，主食多吃点，血糖就升高，这是不是身体对于主食君臣异位的惩罚？

3. 中医院不姓"中"了。在病房里实习的中医院校学生是很郁闷的。年轻的主治医生觉得摸脉辨证是主任级别的事，中医理论的传承是断代的。

如果说大学选择医学专业只是出于一种热情，那么在张磊身边跟诊的半年则改变了赵敏的世界观、价值观，她已经不自觉地把弘扬中医药文化当成了自己的使命。2017 年 9 月，本科毕业的赵敏几经纠结，最终选择到北京一家跟传统医学相关的媒体工作，因为，她希望自己可以为传统医学的健康发展尽一份绵薄之力。

三

　　从医以来，张磊即以"方精、药少、量小、效奇"蜚声中原杏林，活人无数。

　　张磊认为，为医者不仅要有精湛的医术，即"精"；还要有高尚的品德修养，即"诚"。而发愿立誓"普救含灵之苦"，且不得"自逞俊快，邀射名誉""恃己所长，经略财物"。医生是治疗疾病的主动者，患者是被动者，医生对待患者要有仁慈之心、平静之心和平等之心，不要被势位富厚、贫贱丑陋所影响，更不能以术谋私。医德体现在各个方面，要落到实处。

　　为了提醒自己行医务"精诚"，张磊还给自己写了几句行医格言：**"书要多读，理要精通，自知不足，勤学莫止。医德务必高尚，医术力求精湛。患者为本，热诚清廉。"**

　　2008 年夏季的一天，80 岁的张磊看完最后一个患者，已经是下午2 点钟了。他在学生的搀扶下走到医院门口时，却被一位年过花甲的老人拦住了。老人说，他的女儿患狂躁型精神分裂症 2 年，为了给孩子治病将家底都掏空了，恳请张磊一定要救救他的女儿。

　　学生们纷纷告诉这位老人，他们的张老师刚下门诊，这会儿再看病的话身体都吃不消了，改天再来看吧！张磊却坚持回诊室看病。等他为老人的女儿开出处方，患者父女俩满意而归时，张磊却已经累得站不起来了。后来，老人的女儿吃了药，日渐好转，每周都会来医院一次。张磊了解到她家情况比较困难后，决定为其免除挂号费。

2007 年，一位 86 岁的老先生无明显诱因突发血汗，衣服、被子均被染成红色，洗手脚水呈粉红色，痰液中也有红色；不欲饮食，恶心明显；大便干；舌质略暗红，苔中白腻，脉有弦象。

血汗，又称汗血、肌衄，临床甚为少见。张磊仔细辨证后，认为"血为心之液，肺之合也"，治疗应以治心为主，兼治他脏，所谓"清心火，火清则阳不乘阴；兼治肺气，肺调则皮毛不泄"。故首诊便先以平肝清肺泻心火为主，处以导赤散合泻白散加减。处方：生地黄 30g，竹叶 10g，通草 3g，车前草 30g，栀子 10g，桑白皮 10g，地骨皮 10g，牡丹皮 10g，白茅根 30g，生白芍 10g，竹茹 15g，黄芩 10g，陈皮 10g，清半夏 10g。

患者服用 6 剂，二诊时，血汗较前有所好转，而便干、呕恶、纳呆、脉沉有力之象明显。张磊便转换思路，从阳明热盛，热盛动血而致津、血外溢肌腠考虑，方用大柴胡汤加味。处方：柴胡 10g，黄芩 10g，清半夏 10g，炒枳实 10g，大黄 10g，桑白皮 30g，地骨皮 10g，川贝 10g，炒麦芽 15g，枇杷叶 6g（炒黄），八月札 6g。

患者服 6 剂后，果然效佳而红汗消。张磊再以和胃导滞之法善后，以达治标求本之效。患者愈后，家属感激又感慨："别的大夫五分钟看完一个患者，张教授看一个患者却要耗费半个小时左右，望闻问切，事无巨细，患者的饮食口味、大小便，包括之前用过什么药都要仔仔细细一一问个明白，了解得一清二楚后才开方下药。像这样医术精湛、医德高尚、负责任的大夫现在真是越来越少了。"

50 岁的娄女士来自平顶山，2016 年初发现肺癌后，同年 8 月到张磊处求诊。吃了大半年张磊开的中药汤剂后，不仅面色、体力较之前有明显改善，2017 年初再做 CT 复查，病灶居然缩小了。她激动地说，没想到中药这么神奇！

54 岁的王女士，2010 年被诊断为"克罗恩病"。西医学认为这种病目前没有任何治愈办法，唯一的治疗手段就是把小肠一截一截截去，直至全部切除，但切除后的复发率仍然很高，死亡率也呈增长态势。在既没有治愈希望，未来也没有生活质量保障的极度颓丧下，王女士抱着试试看的心理，找到张磊求诊。

如今，七年过去了，王女士不仅保住了小肠，生活质量得到保障，而且面色红润精神爽。她说："没有张老师，我早就不在了。张老师开的药既便宜又有效，简直就是一尊活菩萨。"

张磊认为："医生既要开好有药处方，又要开好无药处方，方为至善。"

有一位女患者，因为夫病早逝，伤痛久不能平复而导致心情烦躁，寐少梦多。张磊在治病之时，同时赠患者诗一首：

> 陈罢病情述病因，
> 病因不幸久伤神。
> 应将往事全抛却，
> 面对青山总是春。

诗作抚平了患者内心久治不愈的伤痛，她说："未吃药，病已好了几分。"

54 岁的白女士，48 岁时因患乳腺癌，求诊于张磊。张磊看患者精神郁闷，开了处方后，随手写了一首诗相赠：

> 高山雪后着银装，
> 明月清风相互彰。
> 消去烟尘天朗朗，
> 木兰跨马返家乡。

白女士没想到这位名医如此为病患着想，感动之余，心情顿时平缓许多。再复诊时，病情也好了不少。

由于医好的患者太多，张磊被患者称为"一号难求"的"菩萨"。好多病患挂不上号，便集体跑到张磊家中求诊。从此，张磊家中便成为医院之外的"小诊室"，每天都有从省内外及海外慕名前来求医的患者。

凡上门求诊者，张磊皆不收诊金、不设药房，不问其贵贱贫富，长幼妍媸，普同一等；遇到贫困孤寡，张磊不仅为他们免费治病，有时还为他们掏路费、药费。

有一次，张磊中午出完门诊回到家，已经1点多了。他前脚进屋，后脚就跟进来一个三十多岁的女患者。"张医生，您吃完饭后给俺看看病吧，俺高烧十来天了，液也输了，咋都退不下去，都快虚脱了……"原来，患者连着十几天高烧，体温达到39℃～40℃，试了各种办法都没用，就从平顶山农村一路转车来找张磊。等赶到医院时，张磊已经下班了，她便打听着跟到了张磊家里。

张磊一听患者情况，顾不上吃饭，赶紧招呼患者坐下，一番望闻问切之后，开出了柴葛解肌汤。患者下午到医院取了药，一副药还不到十块钱。患者拿着药到郑州的亲戚家里煎服后，当天晚上，烧就退了。

还有一次，晚上九点多钟，一位严重大便不通、住院治疗一个月不见效，肚子胀得像面鼓的患者找到张磊家里求诊。张磊用药后，第二天，患者的大便就通了。

一千五百多年前，南齐的褚澄说："世无难治之疾，有不善治之医；药无难代之品，有不善代之人。"这不仅是对医者医术的考验，更是对医者医德的考量。

一位七十多岁的女患者，2016年初脖颈部开始长疔疮，大医院去了，江湖小偏方用了，钱花了不少，可没治好病。一年来，脖颈部始终处于反复起疱、反复溃烂的状态。求诊至张磊处，张磊只用雄黄、巴豆（不去油）、大黄三味药制成丸让患者服用，患者只花了六毛钱，结果竟然是痛苦了一年的疔毒被彻底治愈。

　　同样是通乳，有些大夫大笔一挥就在处方上写上"穿山甲"一味，可张磊在治疗这种病时基本是用川芎、皂刺两味草药代替穿山甲，功效相当，但川芎与皂刺两味药的价格加起来却仅是一个穿山甲的零头。

　　一位 12 岁的小患者，从 2016 年 10 月开始，每天早上或晚上发烧，经当地医院抗生素等治疗无效后，又转至北京、上海及河南省内各大医院检查、治疗，长达五六个月，前后花费数万元，各项生化指标检测均未见明显异常，但孩子依然反复发热不退。转至张磊处，张磊先是用了小柴胡汤，后用升阳散火汤，15 副药下来，仅用一百多块钱，药到病除，孩子病愈。

　　张磊开药，秉承"尽量让患者花小钱能治病"的原则，方中罕见人参、阿胶之类的补药，他惯用的一味"补药"只有党参。在他看来，党参补气之效与人参相当，且药价便宜，一般百姓都能用得起。

　　张磊的医德、医术感动着患者，也令他们成了张磊最忠实的拥趸、"粉丝"。这些患者往往会不定期地自发跑到张磊的诊室，或在诊室门口驻足望上张磊一眼，或是来给张磊鞠个躬。还有的患者则是费尽周折挂一个号，来到诊室却并不瞧病，只是跟张磊见个面，说上两句话，探望一下张老，因为他们感觉张老这里就像个心灵的停靠站，时不时地见见他老人家，原本浮躁的心霎时就会安静许多。

　　张磊的人格魅力不仅吸引、影响着患者和医务工作者，就连跟他接触过的工作人员也成为他的忠实粉丝。

　　田辉，河南中医药大学第三附属医院宣传科工作人员，是张磊的"忠实粉丝"之一。田辉对张磊如滔滔江水绵延不绝的敬仰之情甚至感染到了自己的儿子。

　　2015 年 7 月 10 日，"张磊医学人生报告会"在河南中医药大学新校区召开。会后，作为后辈、粉丝，田辉想送给张磊一份特别的礼物，以表达自己的敬仰之情。后来，田辉想到了自己刚考上福建江夏学院的儿子、18岁的田青原。

田青原的美术专业非常优秀，如今部分作品已经被校史馆收藏，如果让他为张老画幅像，既能锻炼青原的专业水准，又能让青原零距离感受到一代大家的风骨、情操，对青原的成长一定会极具教育意义。于是，田辉回到家，拿了一帧张磊的照片，给青原讲起了张磊的故事。

听着听着，青原似乎看到了一位忙碌而和蔼的大医，那位大医把"医德务必高尚，医术力求精湛。患者为本，热诚清廉"作为从医格言；那位大医把"辨病机之要，调邪正之偏。守法不泥法，有方若无方"作为治病原则，悬壶济世、活人无数；那位大医还是一位大儒，喜好填词作诗、喜好拉二胡。

一个小时后，根据父亲的讲述，田青原画出了自己心中的张磊。田辉把这幅画像送给了张磊后，被张磊当作宝贝收藏了起来。

"偶像"与"粉丝"，就这样通过一幅画像进行了一场心灵对话。

2017年6月，张磊被国家人力资源和社会保障部、国家卫生计生委和国家中医药管理局授予"国医大师"称号。

"国医大师"是由国家人力资源和社会保障部、国家卫生计生委和国家中医药管理局共同发起，对发展中医药事业做出突出贡献、中医药理论造诣深厚、学术成就卓越、在全国及行业内具有重大影响、从事中医临床工作55年以上、在群众中享有很高声誉的中医大家的评选和表彰。目前全国荣获"国医大师"称号的仅有90人，而获此殊荣的都是德高望重、医术精湛、贡献突出、影响巨大的中医大家，是国之瑰宝。

2018年1月，张磊当选为2017年度"感动中原十大教育人物"。

2018年4月，张磊被授予2017年度"感动中原"十大人物称号。

2019年2月，张磊在"中国好医生、中国好护士"推荐评议中，荣获"中国好医生"2019年月度人物殊荣。

荣誉等身之时，张磊却始终以平常心待之。他认为自己只是尽了一

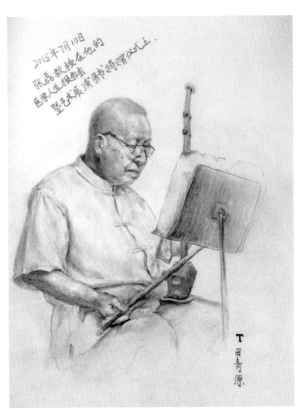

2015年7月10日
张琪教授在他的
医学人生报告会
暨艺术展演出词待仪式上.

T 田青原

田青原的素描

个医者应尽的本分，"一个平常人做了些平常事而已"，却得到了这么多的褒奖，对他来讲，诚惶诚恐。今后，他会更加提醒自己：戒骄戒躁，砥砺前行。

能够被人需要是一种幸福，也是自己人生价值的体现。张磊说："只要脑子不糊涂，我就会撸起袖子加油干，争取干到一百岁，继续为人民服务！"

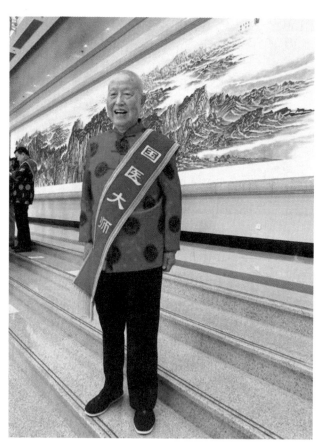

2017 年张磊被授予"国医大师"称号

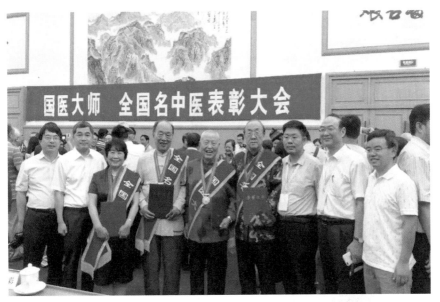

　　在"国医大师、全国名中医表彰大会"上，张磊（中）与全国名中医丁樱（左三）、全国名中医崔公让（左四）、全国名中医毛德西（右四）以及河南中医药大学第三附属医院院长张大伟（左二），徒弟孙玉信（左一）等人合影

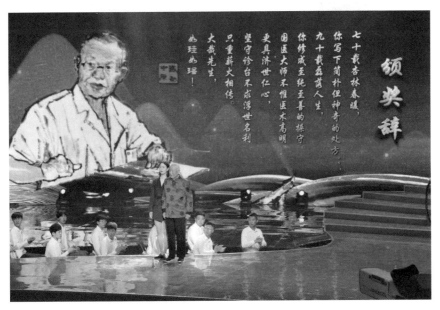

张磊被授予2017年度"感动中原"十大人物称号

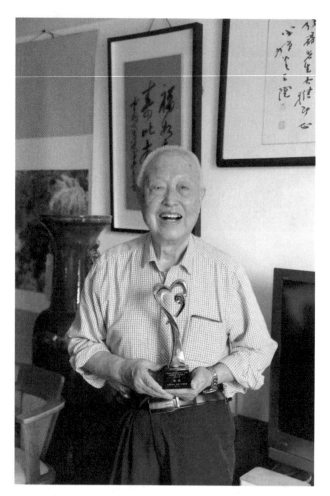

张磊荣获"中国好医生"2019 年月度人物殊荣

第七章

个中妙处耐思量

"没有老妻相助，绝无张磊今日之成功。"面对接踵而来的荣誉，张磊如是说。

17岁就与张磊成亲的胡国英，如今已经91岁了。

因为家贫，胡国英自小就没有进过学堂，也没有念过书，后来以童养媳的身份被寄养在张家，与张磊可谓是青梅竹马，两小无猜。

张磊16岁那年，遵父母之命，与长他一岁的胡国英拜堂成亲。两家都是穷苦人家，没钱添置"硬件"，张家做了一床新棉被，娘家陪送了一床棉被，就算是两人的全部值钱家当了。

结婚需要穿新衣，但是两家都穷，没钱置办新衣，就向较为富裕的

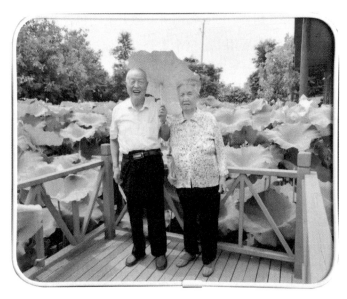

张磊和妻子胡国英

乡亲借了两身新衣服、礼帽，就这样，在长辈亲朋的见证下，两人成了亲。

婚后第二年，胡国英生下了他们的长女。可由于孩子得了破伤风，出生没多久就夭折了。此后，两人又相继生养两男三女，均健在。

1952年，在当地已经小有名气的张磊进入固始县泉河区第一诊所工作，即镇里的联合诊所。吃了"国家饭"，工作较忙，照看不了家庭，家中一应事务皆由胡国英一人操持，但所幸张磊那时工作之地还算离家较近，多少还能有个帮衬。但自1953年张磊被调至固始县郭陆滩区卫生所工作，后又在郑州求学、谋职，直到1978年胡国英才终于到郑州与张磊团聚。这期间的25年时间，张磊与胡国英都是聚少离多，家里的劳作全赖胡国英一人操持，老人、孩子都由她一人照应。

彼时，中国农村实行的还是"工分"制，要凭"工分"吃饭。

大集体时代，公社社员参加生产劳动被称为"上工"，工分就是那时生产队会计记录社员每天上工应得报酬分数的简称。工分的多少直接决定着社员一天的收入，所以，工分几乎是每个农村家庭唯一的经济来源，孩子上学、穿衣购物、油盐酱醋等一应开支均包含其中。因当时分配各种粮食、财物也都要用工分这个大分母去分，所以社员把工分看成是"命根子"。

也因此，壮劳力对于一个农村家庭来说意义重大。但张磊远赴他乡求学、谋职后，家中上有体弱多病的公公，下有几个嗷嗷待哺的幼子，能上工、挣工分的只有胡国英一人，于是，胡国英便成了家里唯一的壮劳力、顶梁柱。

那时候，社员到公社上工，不仅要下地干农活，还要参加诸如挖河担泥的生产建设，有时候还要跟随互助组赴外乡参加劳动建设。对于一个男劳力来说，这些都是辛苦受累的活儿，更何况胡国英一介女子。但胡国英不仅没有落下过一次出工分的机会，更没叫过苦、喊过累，因为她知道，自己身上的责任、担子非其他家庭所能比：只有自己操持、照顾好这个家，远在他乡的丈夫才能安心学业、安心工作。她明白张磊有满腹的雄心、抱负，理解张磊的选择，并为张磊感到骄傲。同时也希望自己能够尽全力助张磊完成他的梦想，若能如此，她觉得自己的所有付出和辛苦都是值得的。

　　胡国英虽因自小家贫，没有进过学堂，不识字，但她知是非、懂孝悌，顾大体、知大义，处事公道，所以在村里也颇有人缘。张磊从郑州每每返乡时，家中总有患者上门求诊，胡国英虽然与丈夫聚少离多，但每当此时，她从不制止张磊帮乡人诊病，更不拒绝每一位上门求诊之人。

　　张磊在郑时，念高堂需赡、稚子正扶，故节衣缩食，定期汇钱给胡国英贴补家用，无奈家中人口多，用钱处也多，所以胡国英克勤克俭，自己省吃俭用，全用来敬高堂、慰稚子，自己的温饱常有不顾，更不舍得为自己添置一件新衣服。但每见张磊或请人代笔去信，胡国英总是报喜不报忧，常说"家中一切均好，勿念"，且时常挂念张磊一人在外的孤苦，常叮嘱他勿忘"添饭加衣"。

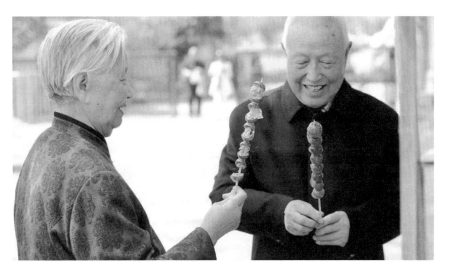

能得一人心，白首不相离

　　1978 年，为了照顾两地分居的张磊夫妇，组织上把胡国英从固始老家调到郑州。张磊到固始老家接胡国英进城时，才陡然发现妻子一身上下都是缝缝补补的破烂衣服，连一条能穿出门、体面点的裤子都没有！张磊心下难过、愧疚，他拉着双手已满是老茧的妻子来到镇上，陪着妻子选了块布料送到裁缝铺，平生第一次为胡国英做了一条新裤子。就这样，胡国英穿着这条新裤子平生第一次坐了火车，平生第一次进了城、来到了大郑州。

　　常年分隔两地的夫妻俩终于在郑州有了自己的"小窝"，从此，无论散步，还是外出参加活动，张磊都会牵着妻子的手，同进同出。至如今，已是风雨同舟七十余载。

　　昔年，张磊与胡国英两人结发时，一双少年鬓似乌云；今日，两人却已是鲐背之年，"朱颜辞镜去，白发逐梳落"。然而，妻不嫌夫蹒跚，夫不嫌妻齿落。张磊感慨道："七十余载相随，鲐背之年不弃，实乃人生之幸矣。若没有贤妻支持、相助，我难以完成学业，更难以安心工作，她是我及我们全家的有功之臣，我得到的所有荣誉都有她的一半！"

二

　　张磊在总结自己的学习、成功经验时，特别强调"苦"与"勤"，决心和毅力。

　　所谓苦，张磊出身贫苦，上学辛（心）苦，工作吃苦，生活艰苦，学习刻苦，用心良苦（对患者、对学生）。总之，他从小是个苦孩子，上学是个苦学生，工作是个苦干部、苦医生。现在不苦了，却仍保持着艰苦朴素的作风，品行端正，从不走邪道，不干坏事，积极向上，可谓是"宝剑锋从磨砺出，梅花香自苦寒来"。

　　"勤"与"苦"是相辅相成的。古人云："业精于勤，荒于嬉；行成于思，毁于随"；又云："学如逆水行舟，不进则退"；又云："自古奇峰多奇景，只有攀登可赏新"。攀登奇峰，需要以"勤"为径。张磊一生秉承"勤"之一字，现在虽年已九旬，仍保持早睡早起的习惯，即便是跑不动路，但还是勤劳不辍。张磊每天凌晨四点起床，打扫室内卫生，他有诗云：

老夫晨起忙三事，
洒扫庭除清几盂。
日日年年无懈意，
心安室净体康舒。

张磊"勤"的表现是多方面的，如脑勤、体勤、嘴勤等。他总是说："勤能补拙，勤能生富贵。一个人老是怕苦，是不能担当大任的。"

决心和毅力，也是相辅相成的。凡事没决心，只有决心没有毅力，往往雷声大雨点小，虎头蛇尾，有始无终，只能图一时之快，瞻前顾后，结果是空留遗憾。所以，张磊说，他能有今日之成就，与他始终坚守"苦"与"勤"，决心和毅力是密不可分的。

张磊在向新生介绍学习经验时，总是反复强调这两点的实际应用。张磊介绍说，他在河南中医学院上学时，恰逢国家经济困难时期，有些学生迫于生计，辍学回家，半途而废。他却坚持到六年毕业，并多次获得"四好学生"称号。若没有毅力，是很难做到的。

又如拉二胡。张磊当初在固始县黎集乡卫生院工作时，偶然听到一位同事拉了一曲《二泉映月》，从小就喜爱音乐的张磊很是喜欢。他想，如果能够学会拉二胡，不仅可以自娱自乐，还可以陶冶情操、开阔视野；于是，便自己一边摸索，间或请教别人，全靠勤学苦练，才最终达到了弹唱自如的水平。

拉二胡，必须会简谱，张磊没有这方面的基础，也是靠请教别人，勤学苦练，终于学会读简谱，能按谱奏琴。拉二胡要揉弦、打弦、换把，练好这一功夫，非一朝一夕能做到的。为此，他下了很大功夫，费了不少精力，终于可以达到手腕灵活，打弦、揉弦、换把，皆到自如的地步。如今，张磊虽年已九旬，然而手不颤抖，用筷子还可以夹起芝麻粒，跟他苦练二胡的本领也有直接的关系。任何一个目标，都是要靠"人十能之己百之"的精神，方能达到。

现在提倡快乐学习，但张磊以为不然。学习原本就不是一件轻松的事儿，不经历风雨怎么能见彩虹？没有超强的克制力和毅力，怎么能攻克读书学习上的一道道难关？

如今，张磊虽已耄耋，仍日日读书，并以读书为乐、为趣。闲暇时不仅爱写写画画，还爱写古体诗、拉拉二胡。表面上看，拉二胡、写书法、作诗词，似乎都与医学没有什么太大的关系；但张磊认为，音乐、诗词、绘画，不仅可以调动、拓展、锻炼自己的思维空间，对他学医也很有启迪作用。因为各个行业都是可以触类旁通的，正所谓"一枝一叶总关情"。医理、文理、哲理都是相通的，中医本身就是一门兼具人文属性的学科，如果没有人文积淀做基础，医技也必然会受到局限。

再说与决心、毅力有关系的事。张磊到河南省卫生厅任副厅长之后，曾参加了国家卫生部委托上海市第一医学院举办的全国性培训班，时间是一个学期。他到上海真如火车站之后，没有"打的"，而是先乘坐公交车到市内，然后肩挎行李、徒步走到该学校所在地。在上海学习期间（伙食费由卫生部全包），张磊总共只花了八角钱。星期天逛上海，全凭两条腿。由这件"小事"也足可见张磊毅力之一斑。

三

"三死"未死。这是张磊回忆的往事。

第一次是张磊在八九岁时。一日午后，贪玩的他不睡午觉，与村中一个熟识的十五六岁的放牛娃牵一头水牛，在家附近的一个水塘边一边看着水牛吃青草，一边闲"拉呱"（方言，闲谈、聊天的意思）。水牛在塘边循着草的长势吃青草，吃着吃着就离张磊越来越近。可张磊呢，一是年纪小，没琢磨出牛的心思；二是正聊得开心呢，早就忘了水牛的存在了，也就没注意到水牛已经离自己越来越近的情况。

水牛呢，眼见张磊碍着自己吃草了，早就不高兴了，况且又不是自己的主人，于是，就把牛头用力一顶，直接把张磊顶入了水中。张磊那时尚不会游泳，当即沉入水中。

张磊惧怕极了，却又哭喊不出，只能拼命上挣；然而他愈用力，下沉之势反而愈猛。张磊一边挣扎，一边"喝水"，还看见太阳照射水面之后，水中反射的五彩斑斓的光线，意识也渐趋模糊。

岸上，放牛娃一见张磊落水，也是吓个半死，不过还好，毕竟长了张磊几岁，马上就反应过来，迅疾跑入张磊家大喊："你家孩子掉水里了。"张磊父亲一听，飞快地跑向塘边跃入水中，把张磊捞了出来。

张磊上岸后，他的父亲猛地打了他两巴掌。可能有两个意思：一是气恼；二是让张磊哭出声来，便于体内积水的排出。

长大后的张磊每次回忆起这场"事故"，都觉得后怕，如果不是放牛娃第一时间喊家长救人，也许张磊当时命即休矣。

后来，张磊在郭陆滩卫生院工作时，也曾遇到一个出现类似情况的小患者。

那是一个初夏的上午，一对壮年夫妇肩挑一个五六岁的小男孩来医院治疗。

经医院检查，孩子的半个臀肉都没有了。其母云：孩子原本随她在园中，她正在兴菜（方言，侍弄菜地的意思）时，忽然听到孩子的哭声，循声望去，只见一头豹子已经把孩子按倒，正用舌头舔孩子屁股呢。其母见状也不顾自身危险，快步跑向前把孩子抱走。豹子当时也傻眼了，待反应过来后，孩子已经被他母亲抱走了，而且看孩子的母亲还在不停喊人的架势大有誓不罢休的意思，好豹不吃眼前亏，便只好悻悻地走了。

张磊及同事听孩子的母亲描述当时的情景时，感觉惊心动魄，简直就像亲眼看到一幕"虎口救子"的现实版情景剧一样，无不感到胆战心惊。

在认真给孩子做了检查后，张磊知道以目前自家医院的医疗条件是救治不了这孩子的，便让孩子的父母带着孩子转到县医院治疗。大约一个月后，其父母又挑着孩子返乡路过医院时，恰巧又被张磊及同事撞见，大家见孩子已经恢复如初，一颗悬着的心也终于放了下来。

而张磊初见此孩子时，除赞其母英勇外，还想起了他自己小时候落水被父亲救的那幕场景。

第二次是张磊在郭陆滩卫生院工作时。时间大概在1954年冬季，当时正值"除四害、讲卫生"运动的高潮，机关有任务，每日要上交若干数量的死麻雀。

"四害"者，乃苍蝇、蚊子、麻雀、老鼠也。为完成"除四害"任务，各级政府、单位可谓用心良苦，常要求下属单位、部门不定期上交部分"四害"的尸体。

有一晚，听说镇门楼上有很多麻雀栖息，张磊就与一位同事手拿电筒、肩扛长梯去该处捉麻雀。该门楼较高，有两层，木质楼板（当时镇上都是平房，独有此楼），有入口处，便于放梯上楼。当二人上楼后，即抽梯置于楼上，登梯方能摸到楼顶边部麻雀栖息处。

两人用手电筒一照，麻雀眼昏，便任人捉拿。张磊正在兴酣之时，却忘了脚边楼梯口，一脚踩空，迅疾坠于楼下。幸好楼梯口下舂米的大石臼刚移走不久，地面平整，是夏日里民众乘凉之处。张磊那时年轻，加之穿的又是棉衣裤，脚先着地，所以虽重重摔在地上却并无外伤。同事吓了一跳，赶忙连声询问张磊情况如何。张磊却云淡风轻地站起来，拍一拍身上的尘土，回了声"没事"，旋又投入捉麻雀行动中。

事后，经村人告知，张磊才知道，原来，曾置于楼梯口下的大石臼，直径有一米左右，乃旧时村人舂米之处，若头朝下落入石臼中，必难逃一死。民国时期，有一国民党士兵就从此处坠入石臼中，当即死亡。村人直感慨："你真是命大不该绝。"

第三次是在张磊到河南省卫生厅任职一个月后。他曾去河南平舆县开公费医疗现场会数日，会议结束后乘汽车返回郑州。

当日天气晴朗，视野开阔，张磊坐在副驾驶位子上。当日下午四点钟左右，汽车行至临颍县上石桥处时，张磊所坐汽车前的一辆大卡车忽然紧急停车，且没有打信号尾灯，加之两车车距较小，造成追尾。所幸的是大卡车当时没挂车斗，急刹车尾巴翘起小车插入。

由于惯性，又未系安全带，张磊身体前倾，撞向前窗玻璃，当时即血流满面。口鼻、头发、衣领等处，皆是玻璃碴子。被急送至许昌市人民医院救治，经清洗、消毒、缝了数针后，张磊觉得没事，在该院吃了晚饭便乘车连夜返郑了。

至今，张磊脸上还有当年车祸留下的伤疤。同事们都说，张磊命大，如果真追尾，就没命了。

张磊一生，襟怀坦荡、随遇而安。他生自农家，长于新旧两世，半生为赤脚医生行于民间，经生死、体民情，知生活之不易，觉医者之重任，故常以"平常人、平常事、平常心"自戒之：己乃平常人，所行乃平常事，故能宠辱不惊、安贫知乐，亦可行到水穷处，坐看云起时。此之谓平常心耳。

张磊一生勤奋，自强不息，常说："学无止境，医无止境。干到老，学到老；学到老，干到老。小车不倒只管推，愿看病看到一百岁。"他始终不忘"天恩"，即父母养育之恩、老师教导之恩、共产党培育之恩；同时也不忘贤妻相助、亲友相帮之恩。

回首往事，张磊仰望长天，若有所思，即兴赋诗一首：

> 桃花开放杏花红，
> 欣看长空出彩虹。
> 云卷云舒皆自得，
> 常常惠受太平风。

后　记

遵师门之命，为恩师张磊先生作传，历时一年余，终付梓。

我与恩师张磊先生结缘，始于数年前的一次采访。

我原是一名记者，在近二十年的新闻记者生涯中，曾遇到过无数次重大突发事件，也曾面临过多次生与死的考验，回想起来，惊心动魄，但却是我生命中最值得骄傲的一段光辉岁月。这段光辉岁月一度令我以为：只有奋战在新闻事件的最前线，为维护社会公平、正义而发声、呼吁，才是一个记者的最大担当和价值体现，正如新华社原社长郭超人先生所说："记者笔下有财产万千，笔下有毁誉忠奸，笔下有是非曲直，笔下有人命关天。"

但随着中国市场经济的繁荣、时代的更迭，中国人前进的脚步越来越快，快得让我们渐渐忘却了很多中华民族曾引以为傲的传统文化，现代商业利益的侵入更使得现代人在传统文化的宣传中张冠李戴、鱼目混珠。比如，最令传统医学备受诟病的"中医乱象"：以"继承中国医学传统，发扬民间医术特色"为标榜的"世家"出身的"大师"们经常做客电视台，向大家推介"传世验方"；一夜之间，街头巷尾的美容馆摇身一变，成为推拿按摩、针灸减肥的"中医养生"体验馆；而移动互联网在传播速度和方式上的巨大优势，使得中国在迅速进入"人人手握移动麦克风"自媒体时代的同时，假学问、伪中医也多得惊人，于是，朋友圈中"养生偏方满天飞"，不仅让原本要寻求中医养生帮助的老百姓看花了眼、无所适从，更对中医学产生了深深的质疑。

在经历了西学东渐、国学式微的劫难后，受"中医乱象"的负面影响，中医学再次遭遇到了严重的信任危机。

但有一个事实却是不容置疑的：在泱泱华夏五千年的历史长河中，中华民族经历过多次威胁种族生存的瘟疫流行，在没有现代化的仪器可以帮助分析病菌类别，在没有化学药物进行有效应对的情况下，正是靠着"悯生民之疾苦"的大医，靠着上千味中草药的独特运用，靠着独具特色的中医辨证论治理论体系，才成功阻断各类传染病的侵袭，并形成了迥异于世界其他地区的医学文化，取得当时世界上其他国家和地区无法比拟的医学成就，既保证了中华民族五千年的生生不息、绵延不绝，也成就了我华夏五千年的壮丽文明。

"中医药是中华传统文化的瑰宝，几千年来为保障人民生命健康起了巨大作用。"

我想探究：中医到底为什么被称为"瑰宝"？几味中草药凭什么可以冠绝天下、独步江湖？什么才是正确的中医养生方式？在这个灵魂跟不上脚步狂飙突进的年代，钩沉、记录、整理并留存中国传统文化中最不容忘却的那部分历史记忆，以专业的名义去伪存真、追本溯源，是一名记者的使命，亦是和平年代、处于盛世年华的记者们所应该肩负的"手握如椽大笔"，"铁肩担道义、妙手著文章"的另一种方式和途径。

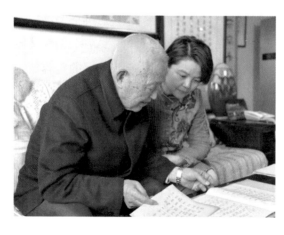

本书作者马红丽与张磊先生

在这样的背景下，我开启了《杏林史话》的大型系列报道工作，有幸与恩师张磊先生结识。后更蒙先生抬爱，准我拜其门下，认真研习中医药文化，并在河南中医药大学第三附属医院时任全体领导班子及业内前辈的主持、见证下，举行了庄重的拜师仪式。

我是先生门下唯一的一名医学零起点弟子，先生惜才，也怜我一个文科生却中年改道学医的辛苦，不仅倾心传授我医理、医技，生活上亦对我千般照拂，令我时常产生母亲在世时的错觉与温暖。

一年多来，我虔心写作。在努力还原先生跌宕起伏的生平时，感佩于先生经历的磨难和不忘初心的坚韧，曾数度泣下；亦更令吾辈明白：没有人能随随便便成功，一代国医大师的成长更是如此。先生在基层、在贫困地区跟贫苦老百姓长期生活并为他们长期看病的经历，为他以"方精、药少、量小、效奇"蜚声中原杏林打下了深厚的技术基础，也熔铸了先生济厄扶困、治病救人的高尚医德。术成而下，德成而上，德术双馨，臻于大师。能为先生作传，于我而言，既是一种荣耀，更是一段修行。我常自愧于学识不精，难以述及先生之全貌，挂一漏万之处，还请指正。

本传记写作期间，承河南中医药大学第三附属医院关照，蒙各位师兄、师姐照拂，对我提供各种帮助，在此致以深深的谢意！

马红丽

2019 年炎夏